JN061376

知っておきたい 筋強直性ジストロフィー

—患者さん，ご家族，支援者のための手引き—

監修 日本神経学会 / 厚生労働科学研究費補助金（難治性疾患政策研究事業）
筋ジストロフィーの標準的医療普及のための調査研究班

編集 「筋強直性ジストロフィー診療ガイドライン」作成委員会

診断と治療社

本書について

① 背景と目的

　筋強直性ジストロフィーは，筋ジストロフィーのなかでは最も患者さんの多い疾患です．さらに，骨格筋の障害に加え，全身の諸臓器が冒される多臓器疾患でもあります．医療管理においては，全身の合併症に対する集学的な医療が重要です．しかし，本症の患者さんはご自分の症状に気づかず，適切な診断・医療管理を受けておられないことが多いのが現実です．さらに，医療者側にも多彩な全身合併症への理解が不十分で，関連する診療科が連携した適切な集学的管理を行えていない場合も少なくありません．筋強直性ジストロフィーの生命予後（寿命）は改善が乏しいといわれていますが，その背景にはこうした問題があります．また，本症の存在に気づいていないために，妊娠管理や全身麻酔を伴う外科的手術において，トラブルになる深刻な事例もあります．

　私たちは，筋強直性ジストロフィーが抱える医療課題の全体像を把握し，集学的医療を行うためのツールとして，診療ガイドラインが重要であると考えました．また，開発が進みつつある新しい治療法の有効性・安全性を鋭敏に評価するためには，医療の標準化がなされていることが重要です．診療ガイドラインは，標準的医療の普及においても大きな役割を果たすと考えました．

　このような背景のもと，私たちは日本神経学会による「筋強直性ジストロフィー診療ガイドライン 2020」（以下「ガイドライン」とします）を作成し，2020 年 9 月に発刊しました．ガイドラインは医師向けに作成されており，一般の方向けではありません．しかし，適切な医療管理のためには，患者さんやそのご家族，支援者の方々にも，ガイドラインのエッセンスをお伝えし，ご理解いただくことが大切と考えました．本書はこのような目的で作成したものです．

② 本書の対象

　筋強直性ジストロフィーには 1 型と 2 型がありますが，わが国ではほとんどが1 型のため，特に断らない限り，本書の内容は 1 型について記載しています．

本書の読者対象は，患者さん，ご家族，支援者を想定しています．

③ ガイドラインとの関係，読み方

本書は，ガイドラインの内容を一般の方向けに書き換えたものです．

項目や内容は，基本的にガイドラインに準じていますが，できるだけコンパクトにするため，いくつかの項目をまとめて記載したところがあります．項目のタイトルも，一部書き換えています．このため，各タイトルの後には，ガイドラインにおける該当項目を記載しています．BQ はガイドラインの回答項目，FQ は推奨項目を意味します（ **BQ1-1** ， **FQ7-3** など）．

各項目は，タイトル（臨床疑問）と，それに対して最低限知っておいていただきたい「Essence これだけは知っておこう」，理解を助けるための「解説—より詳しい理解のために」で構成しています．また，専門用語については，文中に（　）内に記載する，用語解説として記載する，などしています．

内容は，基本的にガイドラインに準じていますが，患者さん・ご家族などに伝えたいことは追加する，細かなデータや専門的な内容（治療内容の詳細など）は削除する，などしています．より専門的なことを知りたい方は，ガイドラインもお読みください．

④ 本書とガイドライン作成に携わった方々

ガイドラインの作成に携わった方々は，巻末に参考資料として掲示しました．

筋強直性ジストロフィーの患者さんは小児から成人までおられ，医療における課題も多岐にわたります．このため，ガイドラインの作成では，神経内科専門医・小児神経専門医9名，リハビリテーション科専門医1名に加え，日本顎口腔機能学会，日本産科婦人科学会，日本糖尿病学会，日本不整脈心電学会，日本麻酔科学会に協力を依頼し，編集委員・医学専門家として参加いただきました．また，エビデンスを検索・評価するシステマティックレビュー委員には神経内科専門医・小児神経専門医9名と産婦人科専門医1名に参加いただきました．評価・調整委員には神経内科専門医2名に加え，医療の受け手である患者さんの意見を反映する目的で「筋強直性ジストロフィー患者会」の代表者1名にも参加いただ

いています．ガイドラインの作成指導には，日本医療機能評価機構 Minds の代表者にも参加いただき，ご指導をいただきました．

　本書の作成は，厚生労働科学研究費補助金（難治性疾患政策研究事業）（厚労科研）「筋ジストロフィーの標準的医療普及のための調査研究」の班員でガイドライン作成に携わった先生を中心に素案を作成いただき，ガイドライン作成メンバーのご意見もいただいてまとめています．当事者の立場からのご意見を反映させるため，筋強直性ジストロフィー患者会の有志の方々に査読いただきました．また，日本神経学会にも査読のうえ承認いただいています．

本書のおもな作成メンバー（50音順）

秋澤　叔香	東京女子医科大学産婦人科（日本産科婦人科学会）	
石垣　景子	東京女子医科大学小児科	
岩橋　博見	市立豊中病院内分泌代謝内科（日本糖尿病学会）	
尾方　克久	国立病院機構東埼玉病院臨床研究部／神経内科	
久留　聡	国立病院機構鈴鹿病院脳神経内科	
小林　道雄	国立病院機構あきた病院脳神経内科	
諏訪園秀吾	国立病院機構沖縄病院脳神経内科	
瀬川　和彦	国立精神・神経医療研究センター病院循環器科（日本不整脈心電学会）	
髙田　博仁	国立病院機構青森病院脳神経内科	
髙橋　俊明	国立病院機構仙台西多賀病院脳神経内科	
髙橋　正紀	大阪大学大学院医学系研究科保健学専攻生体病態情報科学	
花山　耕三	川崎医科大学リハビリテーション医学	
日野　博文	聖マリアンナ医科大学病院麻酔科（日本麻酔科学会）	
松村　剛	国立病院機構大阪刀根山医療センター脳神経内科	
皆木　祥伴	大阪大学大学院歯学研究科顎口腔機能再建学講座有床義歯補綴学・高齢者歯科学分野（日本顎口腔機能学会）	

➎ 本書の作成資金

　本書は，厚労科研「筋ジストロフィーの標準的医療普及のための調査研究」班の研究費によって作成し，ほかの組織・団体・企業からの資金提供は受けていません．作成に携わった先生方への金銭的な報酬はありません．

⑥ 本書の利用にあたっての注意

　筋強直性ジストロフィーは，発症年齢や重症度の幅が広く，全身合併症も個々の患者さんで異なります．ガイドラインや本書では，典型的な患者さんを念頭に作成していますが，その内容はすべての患者さんに一律に適用できるものではありません．ガイドラインが，個々の患者さんの治療方針を決めるものではないことをご理解ください．実際に医療を受けられる際には，本書やガイドラインを参考に，診療で得られたデータ，ご自身やご家族の価値観や環境などを踏まえ，担当医とよく相談し，納得したうえで選択いただくようお願いします．本書やガイドラインが，皆様の治療方針決定の過程において参考資料として役立つことを願っています．

⑦ 著作権

　本書の著作権は研究班，日本神経学会および作成者に属します．許可なく転載することなどは禁止します．

　＊2次利用などのご相談に関しましては，発行元である診断と治療社にお問い合わせください．

目　次

各項のタイトルの後ろの BQ, FQ は「筋強直性ジストロフィー診療ガイドライン
2020」における項目番号です．BQ は回答項目，FQ は推奨項目を意味しますが，
内容の重要性には違いはありません．

総 論

筋強直性ジストロフィーとは

Q1 原因は何ですか

BQ1-1 BQ1-3

Essence これだけは知っておこう💡

1　遺伝子 (**コラム 1 参照**) の変化によって生じます.
2　1 型と 2 型があり, どちらも優性遺伝形式 (**コラム 1 参照**) をとります.
3　1 型では, *DMPK* という遺伝子にある CTG の繰り返し配列が 50 回以上と長い場合に発症します.
4　多くの臓器の障害を示す全身性疾患です.
5　患者数は, 世界では人口 10 万人あたり 8〜10 人です. 欧米と日本での頻度はほぼ同じです.

📖 解説 ● より詳しい理解のために

✓ どのような遺伝子の変化ですか

　筋強直性ジストロフィーには 1 型と 2 型があり, 1 型は *DMPK* 遺伝子のなかにある CTG という 3 つの塩基の繰り返し配列が伸びること, 2 型は *CNBP* 遺伝子のなかにある 4 塩基 (CCTG) の繰り返し配列が伸びることが原因です.

✓ どのように遺伝するのですか

　優性遺伝形式をとります. すなわち, 患者さんが子どもをもったとき, 病気が子どもに伝わる確率は 50％です.

✓ 両親に同じ病気の人がいないのですが

　CTG の繰り返し配列の長さは一定ではなく, 特に 1 型では親より子どもで長くなり, 発症が早くなる傾向があります. こうした現象を「表現促進現象」とよんでいま

す．そのため，子どもが発症しても，親が軽症（あるいは無症状）であるために，遺伝性の病気ということに気づいていない患者さん・ご家族もいます．

✓ 2 型は 1 型とどう症状が違うのですか

　日本の患者さんの大部分は 1 型で，2 型は非常にまれです．2 型の症状は 1 型と似ていますが，異なる点がいくつかあります．たとえば，筋力低下や筋萎縮が 1 型では手足の先（指先など）のほうが目立つのに対し，2 型では胴体に近い部分のほうが目立つので，ほかの病型（肢帯型筋ジストロフィー）と間違われることもあります．また，筋強直現象（総論 1 Q2 参照）による痛みが目立つことも特徴です．さらに，先天性（生後 4 週までに発症）は 2 型にはないとされています．

✓ なぜいろんな臓器に症状が出るのですか

　多くの遺伝性疾患は，遺伝子（DNA）の変化がその産物である蛋白質の異常を引き起こすことで生じますが，筋強直性ジストロフィーでは蛋白質には変化がなく，RNA の異常が原因であるということがわかってきました．遺伝子から蛋白質を作る過程では，遺伝子（DNA）から RNA にコピーが取られます．CTG の繰り返し配列があると，RNA の構造がおかしくなり，核のなかに塊（凝集体）ができるとともに，いろんな遺伝子（RNA）の制御をする因子（MBNL，CUG-BP など）にも変化が生じます．このことで，多数の遺伝子で二次的に RNA の制御がうまくいかなくなり，さまざまな症状につながります（図 1）．

✓ 患者数はどのくらいですか

　世界的な規模では，いくつかの論文データを集めて解析した論文が 2015 年に 2 つ出ており，人口 10 万人あたりそれぞれ 8.26 人あるいは 10 人と報告されています．なお，1 型と 2 型をきちんと分けて調べた報告で，大規模なものはまだありません．

　日本では，最近のデータとして秋田県での医療機関調査があります．2012 年のその調査によると，10 万人あたりの患者さんは 5.8 人でした．つい最近（2019 年）に行われた同じ調査では 9.7 人と報告されており，以前のものより多くなっています．

　筋強直性ジストロフィーの患者さんは，重症度や発症年齢がさまざまです．軽症の患者さんは病気に気づいていないことや，診断を受けていないことが多いため，正確な患者数はこれまで報告されているよりも多いと考えられます．

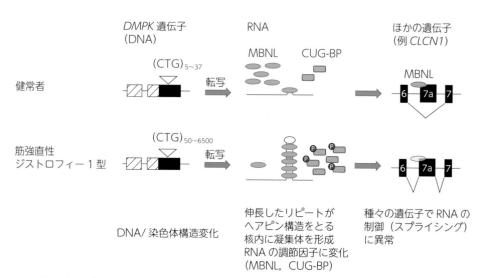

図1　筋強直性ジストロフィー1型でさまざまな症状が出現するメカニズム

Column 1

「遺伝子」と「常染色体優性遺伝形式」

　生命の情報を伝達するものを遺伝子といいます．遺伝子は細胞の核にある染色体に2重らせん鎖のDNA（デオキシリボ核酸）として存在しています（図1）．DNAにおいて，遺伝情報は4つの塩基（A：アデニン，C：シトシン，G：グアニン，T：チミン）で書き込まれています．3つの塩基の組み合わせ（コドン）により，1つのアミノ酸が決定され，蛋白質が作られます．

　染色体はDNAがヒストンという蛋白質に巻きついて折り畳まれてできています．染色体は父親から受け継いだものと，母親から受け継いだものがペア（一対）になっており，ヒトでは22対の常染色体と，性を決める性染色体（男性：XY，女性XX）があります．遺伝情報は，細胞分裂のたびにコピーされるためすべての細胞の核には同じ遺伝情報が存在します．精子や卵子ができる過程では，ペアの片方だけが組み込まれ（減数分裂），受精により新しいペアができあがります．

　ペアの遺伝子のどちらかに変化があれば病気が起こるものを優性遺伝形式といいます．筋強直性ジストロフィーは優性遺伝形式で，患者さんが子どもをもつ場合，子どもが同じ病気になる確率はそれぞれの子どもで50％です（図2）．

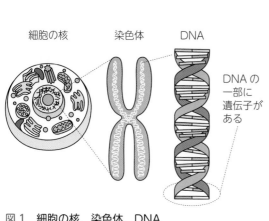

図1　細胞の核，染色体，DNA

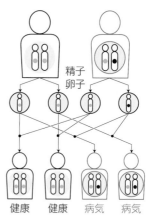

図2　優性遺伝形式（黒丸が病気の原因となる遺伝子の変化）

筋強直性ジストロフィーとは

Q2 どのような症状がありますか

BQ1-2

Essence これだけは知っておこう

1　筋強直現象と進行性の筋萎縮（筋肉のやせ）・筋力低下が特徴で，筋力低下は，運動機能の低下だけでなく，呼吸機能障害，嚥下障害の原因となります．

2　全身性疾患であり，中枢神経[*1]症状，白内障，不整脈・心臓伝導障害[*2]，耐糖能障害[*3]，消化管機能異常などを伴います．

3　中枢神経症状として，認知機能障害[*4]，性格変化，眠気，疲労感，呼吸調節障害[*5]がよくみられ，先天型や小児型では精神発達遅滞，学習障害などがあります．

4　患者さんはこれらの症状に気づいていないことが多いため，周りが本症の可能性に気づくことが診断につながります．

用語解説

[*1] 中枢神経：脳・脊髄のこと．神経系は脳や脊髄の中枢神経と，そこから手足につながる末梢神経で構成されます（**各論 5 Q23** 参照）.

[*2] 心臓伝導障害：心臓が規則正しく拍動するためには，心臓の洞結節（ペースメーカー）で作られたリズム（電気信号）が心伝導路（信号の通り道）を通じて心房から心室へスムーズに伝えられることが大切です．この心伝導路が障害され，伝わり方に障害が出た状態を心臓伝導障害といい，不整脈の一因となります（**各論 3 Q16** 参照）.

[*3] 耐糖能障害：血糖（血液中のブドウ糖濃度）を一定に保つ機能の障害をいいます（**各論 6 Q26** 参照）.

[*4] 認知機能障害：記憶したり，判断したり，実行したりする脳の機能が障害されることをいいます（**各論 5 Q23** 参照）.

[*5] 呼吸調節障害：血液中の酸素や二酸化炭素を一定に保つための調節機能が障害されることをいいます（**各論 2 Q13** 参照）.

より詳しい理解のために

....

✓ 発症年齢により目立つ症状が異なりますか

　発症年齢により先天型，小児型，成人（古典）型，軽症型に分類され，特徴的な症状が異なります（表1）．先天型は生後4週以内の発症で，全身筋緊張低下（筋の緊張が弱くグニャグニャした感じ），筋力低下を呈し，呼吸障害，哺乳障害（おっぱいがうまく吸えない）を伴います（各論8 Q34参照）．生まれたときが重症でも，多くの子どもは成長すると歩行能を獲得します（歩けるようになります）が，精神発達遅滞を伴うケースがほとんどです．小児型は，一般的に1〜10歳での発症とされ，おもに知的障害や発達障害，顔面の筋力低下や不器用さが問題となることが多いです．一方で，軽症型は白内障やごく軽度の筋強直現象を認めることもある程度で，ほぼ一般の方と変わらないため，病気の存在に気づいていない方も多いと思われます．

表1　筋強直性ジストロフィーの発症年代別分類

	発症年齢	リピート数	特徴的症状
先天型	〜生後4週	> 1,000	筋緊張低下・呼吸障害・哺乳障害・精神発達遅滞
小児型	1〜10歳	50〜1,000	学習障害・知的障害・筋強直現象
古典（成人）型	10〜30歳	50〜1,000	筋強直現象・筋力低下・白内障
軽症型	20〜70歳	50〜100	白内障・ごく軽度の筋強直現象

✓ 筋肉の病気というよりも全身の病気です

　さまざまな症状を呈する全身疾患です（図1）．以下概要を述べますが，主要な症状については，各論で取り上げられていますので，詳しくはそちらをご覧ください．

1）骨格筋症状

　病名の由来となった症状として，筋強直現象（ミオトニー）があります．把握ミオトニー（手を強く握ったときにすぐに開けない：図2）や叩打ミオトニー（診察用のハンマーでたたくと筋肉が収縮する）があり，筋肉のこわばりとして訴えられることもあります．本症の代表的な症状ですが，先天型では乳幼児期にはみられず，軽症型の成人例でもはっきりしないことがあるなど，すべての患者さんにみられるわけではありません．代表的な筋強直現象のビデオは下記のURLでご覧いただけます．

http://dmctg.jp/video.html (「専門家が提供する筋強直性ジストロフィーの臨床情報」ホームページ)

幼児期から筋強直現象がみられるときは，先天性ミオトニーといったほかの病気の可能性も疑う必要があります（国が指定する指定難病では「非ジストロフィー性ミオトニー症候群（指定難病番号 114）」に含まれます）.

筋力低下により，噛むこと，目や口を閉じること，頭を持ち上げること，仰向けから起き上がること，指で物をつまむこと，足先を持ち上げることなどの障害がよく認められます（**総論 2 Q4** 参照）.

2）心臓の症状

心臓伝導障害が高頻度にみられます．不整脈としては心房性の頻脈性不整脈（心房細動，心房粗動）がよくみられます．不整脈があっても，動悸（ドキドキする）や結滞（脈が飛ぶ），めまい・失神といった自覚症状はない方がほとんどですが，不整脈は突然死につながるので定期的な 12 誘導心電図やホルター心電図などが大事です．検査で異常が見つかった場合は，症状がなくても循環器専門医を紹介してもらい，適切な治療を受けましょう．なお，本症では心不全は比較的少ないとされています（**各論 3 Q16** 参照）.

3）呼吸の症状

呼吸器に関しては，筋力低下による肺活量の低下だけでなく，肺活量が正常な方でも睡眠時無呼吸など呼吸調節障害による障害を示すことが特徴です．また，誤嚥（食べ物やつばが誤って気管に入ってしまうこと）していることを自覚できないことが多く，誤嚥性肺炎がしばしば問題となります．また，呼吸の症状は手術時の問題と密接に関係するため，手術前には呼吸機能の検査を必ず受けることが大切です（**各論 2 Q13，各論 4 Q18，各論 9 Q36** 参照）.

4）中枢神経の症状

先天型では精神発達遅滞，小児型では学習障害や自閉傾向などがみられます．古典（成人）型では，認知機能障害や，無頓着，無気力にみえる独特の性格的特徴や，日中の眠気なども合併します．これらの症状は生活の質（QOL）に関与する可能性が示され，近年重要視されています（**各論 5 Q23** 参照）.

5）内分泌・代謝の症状

耐糖能異常・糖尿病を高率に合併するほか，高脂血症や肝機能障害の頻度も高く，甲状腺・副甲状腺機能異常もみられます（**各論 6** 参照）．性腺機能異常がみられ，月

経不順や不妊が多いです.

6) 消化管の症状

便秘，下痢，腹痛がしばしばみられ，腸閉塞（イレウス）を起こすこともあります（**各論 4 Q20** 参照）.

7) 眼の症状

白内障が高率にみられ，軽症例では唯一の症状のこともあります．眼瞼下垂（まぶたが垂れる），兎眼（目を閉じにくい），複視（物が二重に見える）などもよく認めます（**各論 7 Q31** 参照）.

8) 腫瘍

甲状腺・婦人科領域（子宮・卵巣）などの腫瘍の頻度が一般人口よりやや高いことも最近報告されています（**各論 7 Q30** 参照）

9) その他の症状（図 1）

比較的若年からの前頭部優位の脱毛は診断に役立つ特徴的所見です（図 3）.

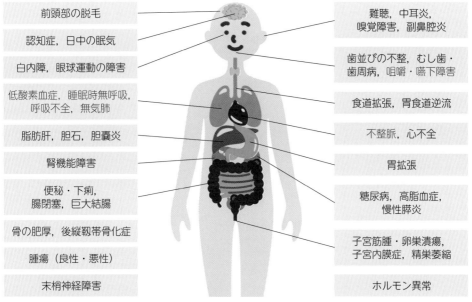

前頭部の脱毛

認知症，日中の眠気

白内障，眼球運動の障害

低酸素血症，睡眠時無呼吸，呼吸不全，無気肺

脂肪肝，胆石，胆嚢炎

腎機能障害

便秘・下痢，腸閉塞，巨大結腸

骨の肥厚，後縦靱帯骨化症

腫瘍（良性・悪性）

末梢神経障害

難聴，中耳炎，嗅覚障害，副鼻腔炎

歯並びの不整，むし歯・歯周病，咀嚼・嚥下障害

食道拡張，胃食道逆流

不整脈，心不全

胃拡張

糖尿病，高脂血症，慢性膵炎

子宮筋腫・卵巣潰瘍，子宮内膜症，精巣萎縮

ホルモン異常

図 1　筋強直性ジストロフィー 1 型の多臓器障害

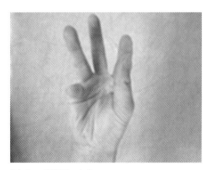

図 2　把握ミオトニー

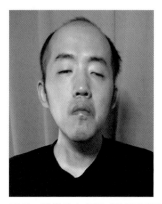

図 3　特徴的な顔貌（斧様顔貌）
患者さんご本人の了承を得て掲載.

Q3 平均寿命や死因（死亡の原因）について教えてください

BQ1-4

Essence これだけは知っておこう

1 これまでの報告では平均死亡年齢は50〜60歳としているものが多いですが，正確ではありません．

2 おもな死因としては，呼吸器感染症・呼吸不全が最も多く，次いで不整脈・循環器関連が続きますが，突然死が少なからずみられます．最近，腫瘍についても注目されています．

3 CTGの繰り返し回数が，重症度や平均死亡年齢とある程度関係しますが，単純に解釈はできません．

解説 ● より詳しい理解のために

✓ 患者の平均寿命はどのぐらいでしょうか

筋強直性ジストロフィーは，出生時点で重症な先天型から，白内障以外にはほぼ無症状な軽症型まで，重症度には非常に大きな差があります．したがって，その生命予後（寿命）にも大きな違いがあります．軽症型では一般の方と変わりません．

成人の患者さんについて，海外からは平均死亡年齢は50〜59歳といった報告が多いです．日本では，筋ジストロフィー専門入院施設のデータベースによると，2000〜2004年で57.6歳，2010〜2013年では59.6歳となっています．しかし，重症な患者さんが多い専門施設のデータのため，実際には患者さん全体よりも低い数字になっていると思われます．

なお，先天型については，90年代の報告しかなく，医療の進歩した最近のデータが待たれるところです．

✓ おもな死因は何でしょうか

　呼吸器感染や呼吸不全といった呼吸器関連が半分前後を占めており，呼吸機能の低下に加えて，誤嚥を高頻度に認めることや，強い咳をする能力が低いことが要因です．次いで，不整脈・心不全など循環器関連によるものが 10〜20％です．そのほかに突然死が 10％程度あるといわれています．また，一部の悪性腫瘍が一般より高いと最近報告されています（各論 7 Q30 参照）．

✓ CTG の繰り返し回数で，軽症のままか重症になるかがわかりますか

　多くの患者さんでの傾向としては，CTG の繰り返し回数は重症度や発症年齢と相関し，生命予後（寿命）にも関連しています．しかしばらつきが大きく，CTG 繰り返し回数のみで各々の患者さんの重症度・予後は予測できません．たとえば CTG 繰り返し回数が 300 回と 500 回の患者さんでは，500 回の患者さんが必ずしも重症とは限りません．

Q4 どのように診断するのですか

BQ2-1

Essence これだけは知っておこう

1　筋強直現象，特徴的な顔貌，咀嚼・嚥下機能（食べ物を噛んだり飲み込んだりする機能）の障害，指先の筋力低下（ペットボトルの蓋が開けにくいなど），合併症の存在や家族歴（家系内に同じ症状の方がいる）などがある場合は，筋強直性ジストロフィーをもっている可能性があります．

2　確定診断は遺伝学的検索（遺伝子診断）で行われます．

3　遺伝学的検索の前には遺伝カウンセリングを受けて，検査のメリット・デメリット，限界を十分理解したうえで検査を受けましょう．

解説 ● より詳しい理解のために

✓ どうやって診断しますか

　筋強直性ジストロフィーには 1 型と 2 型があり，1 型は *DMPK* 遺伝子の CTG の繰り返し配列延長，2 型は *CNBP* 遺伝子の CCTG の繰り返し配列延長によって生じます．本症の確定診断は遺伝学的検索（遺伝子診断）でこの繰り返し配列延長を確認することでなされます．検査自体は血液で可能で，1 型の遺伝学的検索（サザンブロット法）は保険適用です．ただし，遺伝学的検索は個人そのものを調べる検査であること，病気の診断が確定した場合その結論は変えられないこと，遺伝情報を共有する血縁者の情報にもなることなどから，検査前に十分な遺伝カウンセリングを受けて，検査結果を十分に受けとめることのできる準備をしてから実施することが大切です．

✓ なぜ確定診断が必要ですか

　筋強直性ジストロフィーでは全身にさまざまな症状が起こることから，適切な医療

管理が重要な疾患です．遺伝学的検索による確定診断はそのための第一歩です．患者さんはご自身の症状に気づいていないことが少なくありません．このため，呼吸不全や嚥下障害などが，知らない間に深刻な状況まで進行していることがあります．確定診断がなされることで，将来に起こる可能性の高い問題が明確になり，定期的な検査や適切な時期の治療が行いやすくなります．

合併症の適切な治療や手術においても，確定診断の情報が重要です．確定診断に基づいて患者さん自身が「筋強直性ジストロフィーにかかっている」と示すことで，薬剤の選択や手術などで思わぬトラブルが起こることを回避しましょう．

家族計画や出生前診断などの場合にも，患者さんの確定診断がされていないと子どものリスクを検討することができません．

また，国が指定する指定難病などの各種制度を利用する場合も，確定診断が条件となる場合があります．

さらに，本症でも治療薬の開発が進みつつありますが，新しい治療法の利用を考慮する場合にも，確定診断されていることが条件となることがあります．

✔ 自分もこの病気かも？　と思ったらどうすればよいですか

特徴的な顔貌，指先の筋力低下，筋強直現象などの典型的な症状，白内障，糖尿病，高脂血症などの特徴的な合併症，家族歴などが手がかりになります．しかし，軽症例では特徴的な顔貌が目立たないこと，患者さんからの症状の訴えが乏しいことから，見過ごされている方も少なくありません．患者さんからの訴えがヒントになる場合も多いので，関係なさそうな情報もできるだけ担当医に提供しましょう．

血縁者に患者さんがいることから，無症状でも本症の可能性を疑って遺伝学的検索を希望される方もいます．この場合，心の準備が不十分なまま診断を受けると，結果を受けとめることができずに苦しむことになりかねません．事前に，十分遺伝カウンセリングを受けて結果を受けとめる準備を整えてから，検査を受けるかどうか自律的に判断してください．なお，非発症者の遺伝学的検索は保険適用外（自己負担）です．

Q5 子どもが欲しい場合，いつ，どのように遺伝カウンセリングを受けたらよいですか

BQ2-2 BQ2-3

Essence これだけは知っておこう

1　思春期 (性行為が可能な年齢) になれば，患者さんの理解力に合わせて，遺伝カウンセリングを受けることを考慮しましょう．遺伝カウンセリングを受ける前でも，望まない妊娠を予防することの重要性をしっかり伝えましょう．

2　子どもをもつことを希望される患者さんは，「妊娠前」に遺伝カウンセリングを受けましょう．

3　女性の患者さんでは，出生前診断・着床前診断ができる可能性があります．出生前診断・着床前診断は，生命の選択にかかわる重大なものです．「妊娠前」から遺伝カウンセリングを受けて，リスクや負担・検査の限界を理解し，パートナーとも十分相談して納得して選択することが大切です．

4　男性の患者さんの場合は，その子どもが先天性筋強直性ジストロフィーになることは少ないため，一般的に出生前診断の対象にはなりません．

5　子どもをもつことにかかわる遺伝カウンセリングは，遺伝診療部のある施設で受けることを勧めます．全国遺伝子医療部門連絡会議 (http://www.idenshiiryoubumon.org) で検索することができます．

解説 ● より詳しい理解のために

✓ 子どもが欲しい場合に，なぜ遺伝カウンセリングが必要ですか

　遺伝カウンセリングは，ご自身の診断や家族計画を考えるための情報提供や心理的支援を行い，患者さんの自己決定を支援するものです．子どもに関する遺伝カウンセリングはとても重大なもので，心理的ケアを含めた専門的な対応ができる施設 (遺伝

15

子診療部のある施設）で，納得した選択ができるまで何度でも受けるようにしましょう．

　患者さんがお子さんをもちたいと希望される場合，次のような情報を十分理解し，パートナーともよく相談のうえ，家族計画や遺伝子診断などについて意思決定していただくことが重要です．

①筋強直性ジストロフィーは優性遺伝形式の疾患で，患者さんからお子さんに遺伝子の変化が伝わる確率はそれぞれのお子さんにつき 50％です（**コラム 1 参照**）．

②親からお子さんに伸長した CTG リピートが伝わる際には，一般的にリピート数がさらに伸長し症状が重くなる傾向があります（表現促進現象）．特に女性の患者さんからお子さんに伝わる際にはリピート数が著明に伸びて，お子さんが重症の先天性筋強直性ジストロフィーになることが多くみられます．

　このため，妊娠中に，おなかの赤ちゃんが遺伝子変異を受け継いでいるかどうか確認し，妊娠を継続するかどうか決定するために出生前診断を行うことがあります．着床前診断を考慮する場合もあります．

　出生前診断・着床前診断には，患者さんの診断が遺伝学的になされている（遺伝子診断で遺伝子の変化が確認されている）ことが必要です．

　ただし，筋強直性ジストロフィー患者さんの家族計画，出生前診断・着床前診断にかかわる遺伝カウンセリングは保険診療の適用外で一定の費用が必要（自費診療）となることにご留意ください．

✓ 女性患者さんの場合

　妊娠・出産は，健康な女性にとっても負担の大きい行為です．このため，おなかの赤ちゃんが健常であっても，妊娠・出産によって症状が増悪する女性の患者さんは少なくありません．さらに，おなかの赤ちゃんが先天性の場合，羊水過多や早産などさまざまな問題が起こりやすいことが知られています（**各論 8 Q33 参照**）．このため，妊娠・出産管理には患者さんとお子さん両方に対応できる医療体制や，子育てに十分な準備が重要です．

　こうした支援のためには，患者さん自身の診断が確定していること（遺伝子変異が確認されていること）が必要です．

　先天性のお子さんが生まれたことで，ご自身の病気の存在に気づかれた場合も，次の妊娠前に遺伝カウンセリングを受けることが大切です（**総論 2 Q6 参照**）．

✓ 遺伝の可能性がある女性の場合

　ご家族に筋強直性ジストロフィーの患者さんがおり，遺伝子変異を受け継いでいる可能性がある女性においては，妊娠可能な年齢になれば，患者さん本人が，自分の問題として遺伝カウンセリングを受けて，ご自身の診断を確認されておくことを勧めます．

　知的な障害や病気への受容困難から，遺伝カウンセリングを受けることが難しい場合でも，望まない妊娠を避けることの重要性は伝えましょう．

✓ 出生前診断・着床前診断には，なぜ遺伝カウンセリングが必要なのですか

　女性の患者さんでは，お子さんが先天性になる場合が多いため，出生前診断・着床前診断を受けられる場合があります．

　出生前診断・着床前診断は，「生命の選択」にかかわる重大な倫理的な課題があります．また，出生前診断は絨毛または羊水を採取して行いますが，どちらも流産が生じる危険性があり，検査精度にも限界があります．このため，出生前診断・着床前診断を実施するには，「妊娠前」に両親（カップル）で十分な遺伝カウンセリングを受け，よく相談して納得した選択が行えるよう支援してもらうことが大切です．そのうえで，十分な医療体制のもとで，計画的な妊娠と検査を受けられるよう準備しましょう．

✓ 出生前診断にはどのような方法がありますか

　出生前診断は，絨毛穿刺（妊娠 11～13 週頃）もしくは羊水検査（妊娠 15～17 週頃）で行われます．出生前診断が行える時期は限られているため，妊娠してから相談された場合（特に患者さん自身の遺伝子診断がなされていない場合），希望されても受けられない場合もあります．また，技術的に施行困難な場合や，時間的に施行できる内容が限られることがあり，注意が必要です．

✓ 着床前診断を受けることはできますか

　着床前診断は，生命の選別につながりかねないことから倫理的な議論があり，慎重に取り組まれています．このため，日本産科婦人科学会の認可を得た施設のみで行うことができます．さらに，施設内における説明・カウンセリングに加え，倫理審査な

ど，長い時間とさまざまな手続きが必要です．このため，筋強直性ジストロフィーの患者さんにおける着床前診断の実施件数は少数のみです．

✓ 男性患者さんの場合

　男性の患者さんでは，女性の患者さんに比べると，先天性のお子さんが生まれることはまれですが，表現促進現象のためお子さんのほうが重症な場合が多くみられます．家族計画を考えるうえでは，男性の患者さんにおいても診断が確定（遺伝子変異を確認）していることが大切です．生殖可能な年齢になれば，ご自分の問題として遺伝カウンセリングを受けられることを勧めます．特に，お子さんをもちたいと希望される場合は，妊娠前にパートナーとともに遺伝カウンセリングを受けましょう．

　なお，男性の患者さんでは，重症型の先天性筋強直性ジストロフィーの子どもをもつ確率は低いため，一般的に出生前診断・着床前診断の対象とは考えられていません（「出生前に行われる遺伝学的検査および診断に関する見解」日本産科婦人科学会，2018）．

✓ 不妊治療はどのような点に気をつけたらよいですか

　筋強直性ジストロフィーの患者さんのなかには，不妊症で治療（生殖補助医療）を受けておられる患者さんもいます．しかし，不妊治療（生殖補助医療）には高額の費用が必要なことに加え，女性の患者さんは一般の方よりも高い身体的負担や危険性を伴うこと，妊娠が成立しても，お子さんが罹患しているとわかった場合に妊娠継続をあきらめざるをえない可能性があるなど多くの問題があります．このため，不妊治療を受ける前には脳神経内科医，生殖医療専門医，臨床遺伝専門医などから，十分な説明とカウンセリングを受けたうえで，治療を受けるかどうか自己決定することが重要です．

　また，女性の患者さんが不妊治療を受ける場合は，妊娠・出産にかかる負担や麻酔に関連する合併症もよく考慮し，治療開始前に全身状態の検査と麻酔科医への相談も必要です．

Q6 妊娠・出産をきっかけに診断された場合,どのように遺伝カウンセリングを受けたらよいですか

BQ2-4 BQ2-5

Essence これだけは知っておこう

1　妊娠や出産,育児は誰にとっても大変なことです.そんなときにご自身やお子さんの病気を知らされることはとても辛いことです.ご家族や親しい友人,心理士や遺伝カウンセラーなどに,不安や怒りを打ち明け,支えになってもらいましょう.必要に応じて,産婦人科,新生児科,脳神経内科,遺伝子医療部門など複数の診療科,遺伝カウンセラー,助産師,心理カウンセラー,ソーシャルワーカー,保健師,福祉担当者など多職種の支援を受けましょう.

2　おなかの赤ちゃんが罹患している場合,羊水過多,切迫早産などにより早産となることがあります.罹患していない場合であっても,妊娠・出産をきっかけとして,筋力低下が進行することもあります.これらの問題に対応するためには,できるだけ早い段階で遺伝カウンセリングを受けて,妊娠・出産管理に十分な体制を整えることが望まれます.

3　出産後に診断された場合は,母体の全身状態の回復や赤ちゃんの医療管理を優先し,落ち着いた段階で遺伝カウンセリングを受けるようにしましょう.

 解 説 ● より詳しい理解のために

✓ 妊娠中に診断された患者さんが必要とする支援は何ですか

　妊娠中に筋強直性ジストロフィーと診断された患者さんは,自分自身の病気と,子どもが病気であるかもしれない,という2つの問題に同時に直面することになります.ただでさえ,精神的に不安定になりやすい妊娠中に,このようなストレスを受けることはとても辛いことです.一方で,おなかの赤ちゃんが先天性の場合,早産とな

るリスクがある，などから早期に遺伝カウンセリングを受け，対策を決めていくことも大切です．このため，信頼できるご家族やご友人，心理職の支援を積極的に受けて，精神的に支えてもらうことが何より大切です．

妊娠中の診断では，母体だけでなく，おなかの赤ちゃんにも適切な医療管理が求められることが多いことから，総合周産期母子医療センターや地域周産期母子医療センターなどハイリスク妊娠・出産に対応可能な施設で管理を受けることが推奨されます．また，関連する産婦人科，新生児科，脳神経内科，遺伝子診療部門など各部門に連携していただき，心理カウンセラーの介入など多職種による支援を受けることが望ましいです．精神的な苦痛が強い場合は，精神科への受診も考慮しましょう．総合周産期母子医療センター・地域周産期母子医療センターは厚生労働省ウェブサイトで一覧を入手することができます．

✔ 出産後に診断された女性の患者さんが必要とする支援は何ですか

軽症な女性患者さんでは，先天性の子どもを出産したことで，病気の診断を受けられる場合があります．この場合も，自分自身とお子さんの病気に同時に直面することとなり，精神的ショックは極めて大きいと思います．お子さんが重症な場合，育児に対して自信がもてなくなることもあるでしょう．しかし，ほとんどの先天性の患者さんは，生まれたときは重篤でも，その時期を乗り越えると多くの方が発達し，自力で歩くことや食事がとれるようになります．また，保健・福祉サービスなどさまざまな支援も受けられます．心理カウンセラーや遺伝専門医・遺伝カウンセラーなどから心理的な支援を受けるとともに，保健師やソーシャルワーカーなどと相談して支援体制を構築して行くようにしましょう．

出産後に診断された場合は，母体や赤ちゃんの医療管理を優先し，落ち着いた段階で遺伝カウンセリングを受けるようにしましょう．特に，次のお子さんの希望やほかのご家族についての心配がある場合は必須です．

日常生活に不自由を感じていない軽症の患者さんでは，診断されても医療機関（脳神経内科など）への受診に結びつかない方が多くみられます．しかし，産褥や育児負担，加齢に伴って病状が進行する可能性があることや，全身合併症のリスクがあることから，定期的な検査や治療が大切です．お子さんだけでなく，ご自身の健康管理をきちんとすることは親としての責務です．脳神経内科医を中心に，必要な診療科を定期的に受診するようにしましょう．

Q7 どんな検査・評価を定期的に受けたらよいですか
BQ3-1

Essence これだけは知っておこう

　筋強直性ジストロフィーではさまざまな機能障害や合併症がみられますが，自身の症状に気づかずに適切な対処を受けていない方が多くみられます．定期的な検査・評価により，身体の調子を正確に把握して適切な対応を心がけましょう．

1　生命に直接かかわる，呼吸や嚥下機能，心臓の障害については，気になる症状がなくても定期的に検査・評価を受けましょう．

2　日常生活に影響する，運動機能障害，中枢神経症状，白内障，難聴や副鼻腔炎など耳鼻咽喉科の病気，むし歯や歯周病，消化管障害，糖尿病や高脂血症，肝臓・胆道系の疾患，腎機能障害，内分泌機能異常，腫瘍，末梢神経障害などについては，障害の程度や検査にかかわる負担も考慮しつつ定期的に検査・評価を受けるようにしましょう．

3　妊娠・出産にあたっては，事前に十分な遺伝カウンセリングや全身の評価を受け，体制を整えて実施することが大切です．また，緊急時に備えて本症にかかっていることと注意事項を示すアラートカード[*1]を常時携帯することもお勧めします．

用語解説

[*1] アラートカード：持病やアレルギー・禁忌薬のある人，ペースメーカーの埋め込みを受けている患者さんなどが，自分の疾患や受けている治療の内容，注意すべき事項，連絡先などを記載したカードのこと．意識不明な状態で搬送された場合でも，適切な処置を受けられるようにわかりやすい場所に常に携行することが望まれます（**図1左**は筋強直性ジストロフィー患者会が作っているアラートカード）．

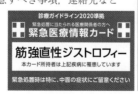
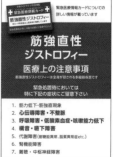

図1　アラートカードの例

📖 解説 ● より詳しい理解のために

✓ 定期的な検査・機能評価が重要

　筋強直性ジストロフィーは全身の臓器に障害がみられる疾患で，多彩な機能障害や合併症がみられます（総論1 Q2参照）．しかし，患者さんは症状に気づきにくく，適切な治療を受けていない方が多いのが実情です．このことが，この病気で生命予後（寿命）の改善が乏しい大きな原因と考えられています．よりよい健康状態の維持には，定期的な受診とともに，定期的な検査・評価で異常を早く察知して，早い段階から適切な治療を行うことが大切です．患者さんの重症度や年齢には大きな幅があるため，画一的な基準は設けにくいですが，生命に直接かかわる障害（図1「医療上の注意事項」2，3，4）は少なくとも年1回，それ以外についても定期的な検査・評価を受けましょう．

✓ 生命に直接かかわる障害（呼吸，嚥下，心臓）の検査・評価

　筋強直性ジストロフィーの患者さんでは，歩行可能で肺活量が正常な時期から血液の酸素濃度が低下（低酸素血症）することや，睡眠中の呼吸異常（睡眠時無呼吸）が高頻度に認められることが特徴です．

　咀嚼・嚥下機能が早期から冒されるため，唾液や食べ物が気管に入りやすくなります（誤嚥：図2）．食道が拡張している方が多く，唾液や食物が食道に溜まっていて，横になったときに逆流して肺に入ることもあります．さらに，歯周病やむし歯など口腔の衛生状態が不良な方が多く，誤嚥したときに細菌が多く入る可能性が高くなります．一方で，誤嚥しても咳の反射が起きない，強い咳ができない方が多く，肺炎のリスクが高くなります．

　心臓については，不整脈のリスクが高いのが特徴です．心臓のポンプ機能が低

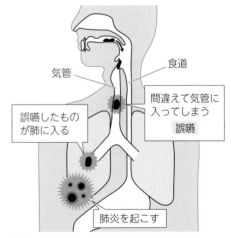

気管
食道
誤嚥したものが肺に入る
間違えて気管に入ってしまう
誤嚥
肺炎を起こす

図2　誤嚥

下（心不全）する頻度はそれほど高くありません．

　こうした問題を評価するには，表1にあげた検査・評価が不可欠です．睡眠時呼吸評価やホルター心電図，嚥下造影・内視鏡検査などはとても重要な検査ですが，十分には実施されていないのが実情です．患者さんやご家族から検査を医療機関にお願いすることも大切と思います．

表1　呼吸・嚥下・心臓の検査・評価

	定期的に実施 （例：年1回程度）	一定間隔で実施 （例：数年毎程度）	必要時実施
呼吸機能障害	呼吸機能検査[*2] 咳嗽機能評価[*3] 睡眠時呼吸評価[*4] 胸部X線	動脈血ガス[*5]など 最大強制吸気量[*6]	睡眠ポリグラフ[*4] 胸部CT
嚥下機能障害	言語聴覚士による評価	嚥下造影[*7]・内視鏡検査[*8]	
歯科学的疾患	歯科検診・専門的口腔ケア		
心臓	12誘導心電図[*9] 血液検査（BNPなど）	ホルター心電図[*10] 心エコー[*11]	負荷心電図[*12] 心臓MRI[*12] 心臓電気生理学的検査[*13]

用語解説
[呼吸の検査]
[*2] 呼吸機能検査：肺活量などの測定を行います．

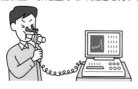

[*3] 咳嗽機能評価：咳の強さを測る検査です．

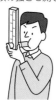

[*4] 睡眠時呼吸評価・睡眠ポリグラフ：睡眠中の呼吸状態を評価するために行います．簡易検査では，血中の酸素を測るセンサーや鼻に気流（息）を感知するセンサー（酸素カニューレのようなもの）などをつけて就寝中の呼吸状態を評価します．詳しい検査

（睡眠ポリグラフ）では，脳波や胸やおなかの動きを測定するセンサーなどもつけて実施します．

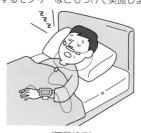

〈簡易検査〉

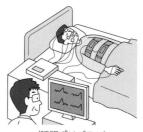

〈睡眠ポリグラフ〉

*5 動脈血ガス：動脈の血液を採って血中の酸素・二酸化炭素分圧などを調べます.
*6 最大強制吸気量：息を吐かずに何度も吸い込んでため込むことのできる最大の量のことです.

[嚥下機能の検査]
*7 嚥下造影検査：造影剤の入った飲み物や食べ物を食べていただき，その状態を胃透視の器械で観察します.

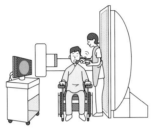

*8 嚥下内視鏡検査：飲み込みの状態を内視鏡（カメラ）で観察する検査です.

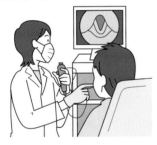

[心臓の検査]
*9 12誘導心電図：心臓の電気的な活動の様子を調べる検査です.

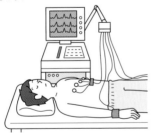

*10 ホルター心電図：心電図を長時間（おもに24時間）記録して脈の乱れや血流の変化などを検査します.

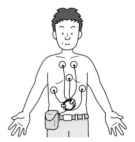

*11 心エコー・心臓MRI：超音波（心エコー）やMRI（心臓MRI）で心臓の動きや機能を評価します.

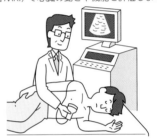

*12 負荷心電図：一定の運動などの負荷をかけながら心電図の変化をみる検査です.

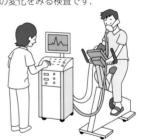

*¹³ 心臓電気生理学的検査：心臓にカテーテルを入れ
　て心臓の電気的な活動の様子を詳細に調べる検査で
　す．

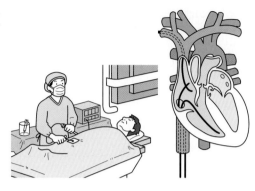

✔ そのほかに必要な検査・評価を教えてください

　筋強直性ジストロフィーでは，多くの障害・合併症があるため，検査の対象は広範
囲になります．個別の問題については各論をご覧ください．血液検査で調べられるも
のは実施率が高いですが，それ以外の検査・評価はおろそかになりがちです．腫瘍の
合併率も高いので，人間ドックの積極的受診などもお勧めします．本症の患者さんの
重症度や症状には幅が大きいため，表2のなかの実施の頻度はめやすとお考えくだ
さい．

✔ 妊娠・出産を考えるとき，手術の前に行うべきことは何ですか

　妊娠・出産や手術は筋強直性ジストロフィー患者さんにとって高いリスクを伴いま
す．お子さんをもちたいと考える場合は，あらかじめパートナーと一緒に遺伝カウン
セリングを受け，お子さんや自身のリスクを十分理解しておくこと（**総論2 Q5，総
論2 Q6** 参照），心肺機能や全身状態を精査して妊娠・出産に耐えられるか評価して
おくことが必要です．

　全身麻酔を伴う手術においては，筋強直性ジストロフィーの患者さんであることを
麻酔科医に必ず知らせておくこと，嚥下機能や心肺機能の評価を行うこと，嚥下訓練
や呼吸理学療法を実施しておくことなどが大切です．詳細は別項（**各論8 Q33，各
論9 Q37**）をご覧ください．

表2 その他の検査・評価

	定期的に実施 （例：年1回程度）	一定間隔で実施 （例：数年毎程度）	必要時実施
運動機能障害	血液検査（CK など） 理学的診察		筋 CT/MRI
中枢神経障害	問診	脳 MRI/CT など 神経心理学的評価[*14]	SPECT[*15] など 電気生理学的検査[*16]
眼科的疾患	眼科検診		
耳鼻咽喉科疾患	聴力検査	耳鼻咽喉科検診	
消化管障害	便潜血検査， 血液検査（検血） 腫瘍マーカー	腹部 X 線 /CT 内視鏡検査（可能な場合）	
糖脂質代謝異常， 肝臓・胆嚢疾患， 腎機能障害， 内分泌機能異常， 腫瘍	血液検査（糖脂質代謝指標， 肝胆道系酵素，アンモニア， 腎機能，電解質など） 検尿 腹部エコー	血液検査（内分泌，ビタ ミン D，腫瘍マーカーなど） 精密糖代謝（糖負荷試 験[*17]，日内変動[*18]）	腹部 CT など
末梢神経障害・ 頸椎症		頸椎 X 線	電気生理学的検査[*16] 頸椎 MRI など）

用語解説

[中枢神経の検査]

[*14] 神経心理学的評価：いろんな質問や作業をすることで脳の機能を評価する検査です.

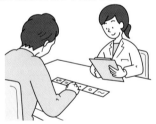

[*15] SPECT：アイソトープ（放射性同位元素を含む薬剤）を注射して脳の血流や機能を評価する検査です.

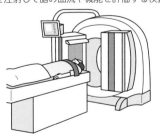

[*16] 電気生理学的検査：神経の活動状態や，信号の伝わり方，刺激を与えたときの反応の様子などを測定し，神経や脳の機能を評価する検査です.

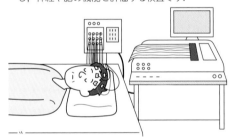

[糖代謝の検査]

[*17] 糖負荷試験：耐糖能（糖分を処理する能力）を詳しく評価する検査です. 75 g のブドウ糖のジュースを飲み，飲む前と 2 時間後に血糖測定します.

[*18] 日内変動：食前と食後の血糖を毎食後測定し，1日中の血糖の動きを観察する検査です. 器械を身体に装着して 1 日中の血糖を測定する持続血糖測定法もあります.

Q8 どのような薬が使われていますか，治療薬の開発は進んでいますか

BQ4-1

Essence これだけは知っておこう

1　根本的な治療薬はまだありませんが，治療薬の開発が進んでいるところです．

2　治験*1 を推進するために，わが国では神経・筋疾患患者登録 Remudy があります．

用語解説

*1 治験：新しい薬が医療保険で使えるようになるには，一定数の患者さんで治療を行って有効性と安全性を確認する作業が必要です．この作業のことを治験といいます．

解 説 ● より詳しい理解のために

✓ 根本治療薬の開発が進みつつあります

　筋強直性ジストロフィーについて，現時点では有効性が確立した根本治療薬はありません．しかし，近年の研究が進歩してきたことにより，核酸医薬・遺伝子治療など根本的な治療の開発が急速に進展しています．すでに，一部については治験が行われており，今後の成果が期待されます．これらの開発研究の加速と効率的な治験の推進を目指し，国際協調しながら患者登録（レジストリ）が各国で構築されています．日本では，国立精神・神経医療研究センターが中心となり運営している神経・筋疾患患者登録 Remudy において，本症の患者登録が運用されています．

✓ 筋強直現象に対する薬はあるが，リスクもある

　抗うつ薬のイミプラミンや，抗不整脈薬のメキシレチンについて比較的しっかりした有効性のデータがあります．ただ実際には，薬物療法が本当に必要か，リスクも踏

まえてよく検討すべきです．症状があっても患者さん自身は，準備運動などでうまく対処できていてそれほど支障と思っていないことも多いです．さらに，メキシレチンなどの抗不整脈薬には，不整脈を起こしてしまう危険性があるため，強い心臓伝導障害がある患者さんにはお勧めできません（**各論 3 Q17** 参照）．なお，これらの薬を筋強直現象に対して使用することは健康保険では認められていません．

✓ 過剰な眠気に対する薬はあるが，保険適用外

精神刺激薬であるモダフィニルを用いた研究がいくつか行われ，過剰な眠気に有効だったと報告されています．同じく，精神刺激薬であるメチルフェニデートが有効であったという報告もあります．しかし，モダフィニルおよびメチルフェニデートは，本症に対しては保険適用外です．特にメチルフェニデートは依存性が高いことから，処方は厳格に管理されています．

Column 2

神経・筋疾患患者登録 Remudy について

筋ジストロフィーを含む，神経・筋疾患は長年の基礎的治療研究が大きく進捗し，病気の原因を標的とする治療法を含めた新たな治療法が臨床応用目前にせまっています．これが標準的な治療となるためには，研究の最終段階として患者さんに対して「臨床試験 / 治験」を行い有効性と安全性を確かめることが必要です．「臨床試験 / 治験」を円滑に進めるためには，あらかじめ対象となる患者さんを登録することがとても重要です．Remudy (Registry of Muscular Dystrophy) は，臨床試験 / 治験を目的として，患者さんと製薬関連企業・研究者との橋渡しをする登録システムです（「神経・筋疾患患者登録 Remudy」ホームページ http://remudy.jp より引用）．

筋強直性ジストロフィーの患者登録は，大阪大学と国立精神・神経医療研究センターの共同で 2014 年に運用が開始され，2020 年秋現在で登録患者さんが 1,000人を超えています（図 1）．患者登録への参加は，治験・臨床試験の参加だけでなく，以下のようなさまざまな意味があります．

・自身（患者さん）の存在を，国内外の製薬・開発企業などに示す．
・世界（TREAT-NMD など）のネットワークにつながる．

・最新の医療や研究の情報に接する.
・研究グループとつながり，調査・研究に参加できる.

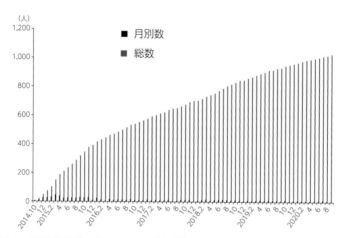

図 1　筋強直性ジストロフィー登録依頼数 (2020.9.30 現在 1,026 人)
(「神経・筋疾患患者登録 Remudy」ホームページ http://remudy.jp より引用)

Q9 利用できる社会支援制度は何がありますか

BQ5-1

Essence これだけは知っておこう

1 医療，生活，経済，就労と，さまざまな面で支援制度があります．
2 小児の患者さんのための支援制度もあります．
3 さまざまな相談支援が活用できます．
4 まずは，医療ソーシャルワーカーに相談してみましょう．

解説 ● より詳しい理解のために

✓ さまざまな支援制度があります

　支援制度は，目的や内容に応じてさまざまな種類があり，種類によって申し込みの方法が異なります．また，実際に制度を利用できるかどうかは，症状や収入により変わります．さらに，小児の患者さんのための制度もあります．

　迷ったら，まずおかかりの医療機関の医療ソーシャルワーカーなどに相談してみましょう．

　表1に，利用できる制度をまとめました．

✓ 困ったり悩んだりしたら相談しましょう

　医療機関では医療ソーシャルワーカー，在宅医療ではケアマネジャー，難病申請していれば保健所の難病担当保健師に，困ったりわからなかったりしたときの相談に乗ってもらえます．まずは，患者さんご自身を担当している方が相談しやすいでしょう．

　難病相談支援センターでは，患者さんからの相談に助言をしています．誰に相談したらよいかわからないときに活用できます．都道府県・指定都市難病相談センターの

表1　筋強直性ジストロフィーの患者さんが利用できる支援制度

	成人を対象とする制度	小児を対象とする制度
医療に関すること	指定難病	
		小児慢性特定疾病
	訪問看護	
介護に関すること	介護保険（65 歳以上対象）	
障害に関すること	身体障害者手帳	
	療育手帳	
	地域生活支援事業	
	障害者総合支援法　障害福祉サービス	児童福祉法　障害児支援事業
就労に関すること	難病患者就職サポーター［ハローワーク］　地域障害者職業センター	
年金や手当に関すること	障害年金　特別障害者手当　傷病手当金	小児の医療費の助成　特別児童扶養手当　障害児福祉手当
	市町村の見舞金など	

連絡先は，難病情報センターのホームページ（https://www.nanbyou.or.jp/entry/1361）に掲載されています．

> ✓ **患者団体は患者さんと家族同士が助け合うコミュニティーです**

　患者団体（日本筋ジストロフィー協会，筋強直性ジストロフィー患者会）は，同じ悩みをもつ患者さん・ご家族・支援者に，医療職や行政担当者には打ち明けづらい相談をしあう，自助と共助の場です．筋強直性ジストロフィー患者会では，複数の患者さん・ご家族同士が情報交換をする会員限定の非公開ページをもっています．
・日本筋ジストロフィー協会　https://www.jmda.or.jp
・筋強直性ジストロフィー患者会　https://dm-family.net

各 論

運動機能障害・リハビリテーション

Q10 運動する場合の注意点は何ですか

BQ6-1

Essence これだけは知っておこう

運動を安全に行うには，多方面の配慮が必要です．

1　適切な運動の強さや量を決めるには，全身の検査や機能評価が必要です．

2　目（視力）や耳（聴力），バランス能力や認知機能の問題が，運動時のけがや事故につながる危険性があります．運動する場合には環境を整え，注意を払い転倒を避けましょう．

3　こわばり（筋強直現象）が強い場合，ウォーミングアップにより改善することが多いです．

解 説 ● より詳しい理解のために

✓ 運動の強さや量に配慮が必要ですか

　筋強直性ジストロフィーでは，呼吸機能障害による血中の酸素濃度低下，不整脈や心機能障害を合併していることなどがあります．これらは自覚症状がないことも多いため，強い運動やまとまった運動をする前には，あらかじめ医療機関で検査を受けることをお勧めします．

　また，筋力や筋持久力が進行性に低下することが本疾患の特徴ですが，弱った筋肉に過剰な負荷をかけると筋肉を痛めてしまうので，身体の状態に応じて疲労や筋肉痛が生じない程度の無理のない運動を行いましょう．

✓ けがをしないために

　目や耳に不自由がある，バランスが悪い，認知機能が低下していることが多くみら

れます．これらがあると，運動の際にけがをしやすくなります．どのような障害があるかを知って，運動する場所の環境を整備する，人を配置するなど，必要な対策をとって安全に運動を行いましょう．

✓ ウォーミングアップも有効

　筋強直現象がある場合，ウォーミングアップを行うと運動パフォーマンスが改善することが知られています．これは，激しい運動のみでなく日常生活活動にも活かすことができます．

Q11 どのようなリハビリテーションが有効でしょうか

BQ6-2

Essence これだけは知っておこう

1 筋力維持・改善のためには，定期的な運動を行う習慣をもつことを勧めます．

2 筋力，持久力，バランス，歩行能力，上肢機能の維持・改善にリハビリテーション（理学療法，作業療法）が有効な場合があります．必要性については医療機関などにご相談ください．

3 足を上げたときにつま先が垂れる状態（下垂足）などが歩行の支障になっている場合，下肢の装具で改善する可能性があります．必要性については医療機関にご相談ください．

解説 ● より詳しい理解のために

✓ 定期的に身体を動かしましょう

リハビリテーションの目的は，日常生活で行う動作をできるだけ維持し，活動範囲の拡大を図ることにより，生活の質（QOL）を高めることにあります．そのためには，ストレッチや筋力の維持，運動習慣の維持などが必要となります．週2回以上運動している者はそうでない者に比べ，筋力が強く，さらに新たに運動を開始した者は1年後に筋力が改善していたという報告があります．無理のない範囲で定期的な運動習慣をもつことは大切です．

✓ リハビリテーションは有効ですか

筋力，持久力，バランス，歩行能力，上肢機能の改善のために，リハビリテーション（理学療法，作業療法あるいはそれらを組み合わせた）プログラムを行い，効

果が得られたとする報告がいくつかあります．これらの多くは週 2〜3 回の頻度でプログラムを実施し，12〜24 週間で評価したものがほとんどで，長期的な効果が証明できているものはありません．ロボットスーツが 2016 年から保険適用になっていますが，有効性については今後データを集める必要があります．リハビリテーションプログラムを行うにあたっては，医療体制や保険をはじめ各種制度との関係がありますので，医療機関などにご相談ください．

✓ 装具は有効ですか

　足を上げたときにつま先が垂れる（下垂足）ためにつまずきやすい場合における短下肢装具など，歩行や動作の改善に装具が有効な場合があります．その適応については医療機関にご相談ください．

Q12 役に立つ福祉用具や環境整備はどのようなものですか

BQ6-3

Essence これだけは知っておこう

1　転倒などによる外傷の予防が重要です．歩行が不安定になれば，装具（各論 1 Q11 参照）に加え歩行器や車椅子，電動車椅子などの使用を検討しましょう.性急な動作は転倒の原因になるので十分に注意してください.

2　床面の物の整理や段差の解消，手すりの設置などにより，安全に移動できる環境を確保すること，危険な場所を避けることが重要です．筋力低下や筋強直現象がある場合，手すりなどが十分つかめない可能性がありますので，注意が必要です．

3　手先の筋力低下，目や耳，認知機能に障害がある場合などは，車椅子，電動車椅子の使用についても配慮が必要です．

4　福祉用具や日常生活での環境整備については社会支援制度（総論 5 Q9 参照）が利用できる場合があります．

解説 ● より詳しい理解のために

✓ 安全な移動手段を確保しましょう

　日常生活において自ら移動し，移動できる範囲を拡大することは生活の質（QOL）の向上にとって重要なことです．一方で，不安定な移動で転倒し骨折や大きなけがをすると，運動機能が低下してしまう危険があります（図 1）．運動能力と移動距離や環境に応じた，適切な移動手段を利用するようにしましょう．また，判断力，注意力，理解力などの問題がある場合は，ご家族や支援者がより一層安全に注意を払う必要があります（図 2）．

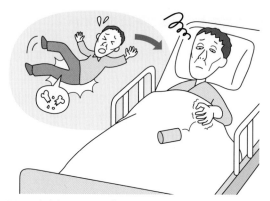

図1　転倒によるけがはさらなる運動機能低下につ
ながります

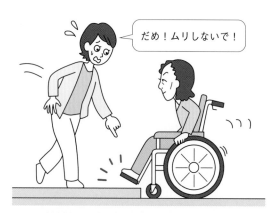

だめ！ムリしないで！

図2　判断力などに問題がある場合は，周りが気を
つけましょう

✓ 環境の整備が大切です

　運動機能の低下だけでなく目や耳，認知機能，バランス能力の問題がある場合があ
るので，環境の整備が重要です．歩行時の転倒予防や各種移動手段の利用のために段
差の解消や手すりの設置などの環境整備を行うようにします．視覚障害に対しては照
明に配慮して暗い場所を作らないことや床面の物を整理するとともに，屋外などにお
いては足場が悪いところなど危険な場所を避けるようにしましょう．

✓ 車椅子を使うときに気をつけることは何ですか

　車椅子の操作については，上肢の筋力低下のため，手で車椅子をこぐのが難しい場合は，比較的保たれている下肢の力を使って足こぎにすることで負担が軽減されることがあります．また，ブレーキのかけ忘れや立ち上がり動作の不安定さにより転倒することがあるので，注意喚起が必要です．車椅子をこぐのが困難になれば電動車椅子を使用する場合がありますが，操作の誤りや接触事故が少なくないので，慎重な対応が必要です．

Q13 呼吸障害の特徴は何ですか

BQ7-1

Essence これだけは知っておこう

1　呼吸不全や肺炎などが死因の過半数を占めています.
2　呼吸を調節する機能が障害されるため,呼吸機能(肺活量など)が正常でも血中の酸素は低い方が多いです.
3　特に,睡眠中の無呼吸や酸素濃度の低下は,早期からみられることが多いです.
4　進行につれて呼吸筋力が弱くなり(肺活量が小さくなり),呼吸不全(低換気)が生じます.
5　咳をする力が弱く,痰が出しにくいことも多いです.

解説 ● より詳しい理解のために

✓ 早期から,呼吸の障害に十分な注意を払いましょう

　筋強直性ジストロフィーでは,呼吸の障害が生命予後(寿命)にとって最大の問題です.本症の特徴として,呼吸機能(肺活量など)が正常な早期から呼吸のさまざまな機能が障害される,患者さんは呼吸の障害に気づかないことが多い,などの特徴があります.診断を受けた時点から,呼吸の障害についての注意が必要です.

✓ 呼吸を調節する機能が障害される

　通常,血中の酸素濃度が低下したときは,呼吸を自然に大きくして酸素濃度を上げて一定に保つという呼吸調節機能が働いています.筋強直性ジストロフィーでは,この呼吸調節機能が障害されていることが特徴です.この原因はまだ十分には解明されていません.このため,呼吸機能(肺活量)が正常であっても,酸素濃度が低い患者

さんが多くいます.

✓ 苦しいはずなのに苦しくない？

　患者さんは，酸素が低いのに息苦しいと自覚されないことも特徴です．このため，呼吸の障害があることを疑って検査をしなければ，呼吸の障害が見過ごされてしまいます．

✓ 睡眠中の呼吸に問題が大きい

　呼吸の障害が強く表れるのが睡眠中です．睡眠中の呼吸障害は突然死の原因としても重要です．やはり，自分では異常に気づかないことがほとんどで，睡眠中の呼吸状態を定期的に検査して早期に発見することが大切です．

✓ 呼吸機能の低下（呼吸不全）は病気の進行に伴って強くなる

　病気が進行すると，手足の筋力が低下するように，呼吸にかかわる筋肉の力も低下します．呼吸筋力が弱くなると，肺活量が低下し十分な呼吸（換気）が行えなくなります（呼吸不全）．この場合，血中の二酸化炭素濃度が上昇するのが特徴です．

✓ 咳をする能力も低い

　強い咳をするには，息を大きく吸い込んで，のどを強く閉じて，肺の圧を高くしたところでのどを開いて一気に息を吐くことが必要です．咳の強さは最大呼気流速（CPF）で表されます．咳の強さが，270 L/分以上ないと風邪を引いたときに痰を出すのが難しい，160 L/分以下だと通常時でも痰が切れないといわれています．

　筋強直性ジストロフィーでは，早期からのどの機能（喉頭機能）が弱いために，強い咳をすることが困難です．本症では，嚥下障害も高頻度にみられますが，食べ物や唾液が気管に入っても（誤嚥），それを出すための咳反射が起こらない方が多く，誤嚥性肺炎が起こりやすい問題があります．患者さん自身は気づいていないことが多いので，胸部X線検査や，嚥下機能，呼吸機能や最大呼気流速などを定期的に評価し，リハビリテーション（呼吸理学療法）などにより肺をきれいに保つようにしましょう．

✓ 呼吸障害への適切な対応が，生命予後（寿命）の改善に不可欠です

　筋強直性ジストロフィーでは，呼吸の障害が死因の第1位で，過半数を占めていま

す．呼吸の障害を適切に治療することが，生命予後（寿命）を改善するための最大の課題です．対応が困難な大きな要因は，呼吸障害（低酸素血症，睡眠時呼吸障害，咳の能力低下，誤嚥など）に対する自覚症状が乏しく，呼吸障害の存在に気づくのが遅れる，気づいても適切な治療に結びつかない方が多いことです．

✔ 呼吸障害を見つけるには，定期的な検査が大切です

　診断を受けた時点から，少なくとも年 1 回は呼吸機能検査（肺活量測定），最大呼気流速（CPF），睡眠時呼吸評価，胸部 X 線検査を受けましょう．嚥下機能についても定期的に評価してもらいましょう．機能低下がみられるようになれば，より高頻度に実施し，必要に応じてより詳しい検査（動脈血ガス検査や胸部 CT 検査，睡眠ポリグラフ検査など）を受けましょう．また，リハビリテーション（呼吸理学療法）や人工呼吸療法の導入などについても，担当医と相談し適切に対応しましょう．自覚症状が乏しく，呼吸管理の必要性を感じにくい方が多いですが，呼吸の障害は生命活動に不可欠な酸素の慢性的な不足をもたらすため，全身にさまざまな影響を及ぼします．繰り返し説明を受けてよく理解することや，周囲からのサポートがとても重要です．

Q14 人工呼吸管理は有効ですか

FQ7-2

Essence これだけは知っておこう

1 呼吸の障害は，生命予後（寿命）に大きく影響します．人工呼吸療法のほかには有効な治療法がないため，適切な時期からの導入が重要です．自覚症状がなくても早期より定期的に呼吸機能を評価し，問題があれば人工呼吸療法についての十分な説明を受け，理解したうえで検討しましょう．

2 人工呼吸管理はマスクを用いた方法（非侵襲的呼吸管理：NIV）で開始することが一般的です．自覚症状がないため，呼吸管理を受けても効果や生活の質（QOL）の改善を実感しにくいことが多いですが，眠気や疲労感の改善などがみられる方もいます．

3 NIV での呼吸管理がうまくいかない場合，窒息や誤嚥性肺炎などの緊急事態で，気管切開による呼吸管理（TIV：のどに孔をあけて気管に直接空気を送り込む方法）になることがあります．

📖 解 説 ● より詳しい理解のために

✓ 呼吸障害の治療は人工呼吸管理（NIV）が基本

呼吸障害が進行すると人工呼吸管理の導入を検討します．酸素不足の状態は全身に悪影響を及ぼすため，健康状態を維持し，生命予後（寿命）を改善するためには，人工呼吸療法は必須のものです．

デュシェンヌ型筋ジストロフィーなど，人工呼吸管理によって生命予後が 10 年以上伸びた疾患もあります．

筋強直性ジストロフィーでは NIV の開始が遅れた，あるいは NIV を拒否した患者さんたちは，NIV を早期から実施できた患者さんたちに比べて，気管切開や死亡の

リスクが高かったとの報告もあります．呼吸管理を困難にする要因を理解し，各々に対応しながら，適切な管理方法を見出していくことが大切です．

　酸素のみを投与することは，かえって自発的な呼吸を小さくするリスクがあるので止めましょう．

✔ 治療に消極的・中止する方が多い

　筋強直性ジストロフィーの患者さんは，呼吸状態が不良（血中の酸素濃度が低い）でも，息苦しさを感じない方がほとんどです．苦痛を感じていないと治療に積極的になりにくい問題があります．呼吸器を着けることは，自分が重症患者とのレッテルを貼られるように感じられ，受け入れにくい方もいます．NIV を試してみても，マスクの装着や陽圧（呼吸器から空気が送られてくる）などに違和感を強く感じて，導入をあきらめてしまう方もいます．導入がうまくいっても，もともとの自覚症状が乏しいために，目にみえた効果を感じにくく治療を中止してしまう方もいます．

　一方で，NIV を導入することで，よく眠れるようになる，朝の目覚めがすっきりする，日中の眠気が改善する，疲労感が減るなどの効果を感じる方もいます．また，呼吸管理を受けることが自分の健康を維持するために必要と，前向きに受けとめられる方もいます．

　導入までに，担当医と十分相談して，納得したうえで開始することは大切です．心理的な支援を受けることが有効な場合もあります．

✔ 嚥下障害や咳の能力低下に注意が必要

　筋強直性ジストロフィーでは，飲み込みやのどの機能が早期から障害されます．このため，食べ物や唾液が気管に入る（誤嚥），痰が出せない，などの問題が生じやすく，肺炎のリスクが高くなります．口の中に分泌物（唾液など）が多い状態で，NIV を実施することは，誤嚥のリスクを高めます．

　嚥下機能については，定期的に評価を受け（**各論 4 Q18** 参照），必要に応じて吸引などの処置を身につけましょう．また，筋強直性ジストロフィーの患者さんは，歯並びが悪く，きれいに歯を磨くことが困難な方も多いので，むし歯や歯周病など口の衛生が不良な方が多くいます．口の中に雑菌が多いと，誤嚥した場合に肺炎のリスクが高くなります．定期的に専門的な口腔ケアを受けられることを勧めます（**各論 4 Q21，各論 4 Q22** 参照）．

咳の能力低下には，呼吸リハビリテーションが重要です（**各論 2 Q15** 参照）．在宅で人工呼吸器を使用している筋強直性ジストロフィー患者さんでは，排痰補助装置（器械的に咳を補助して痰を出す器械）が保険適用になっています．積極的に使用されることを勧めます．

✓ 緊急処置による気管切開はできるだけ避けましょう

気管切開になる原因としては，病状の進行で NIV では十分な効果が得られなくなった場合と，窒息や誤嚥性肺炎のために緊急処置として実施に至る場合があります．気管切開では，気管に直接空気を送り込むので，マスクを介した NIV に比べ安定した換気が可能になる，痰が取りやすくなるなどの利点があります．一方で，手術が必要なこと，音声での意思疎通が困難になること，日常生活の制限が増えること，気管カニューレによる刺激や感染などの欠点もあります．

緊急処置で気管切開処置が行われる場合，患者さんが十分に受け入れの準備ができる前に実施せざるをえないことがあります．筋強直性ジストロフィー患者さんで，気管切開が行われた場合，元の状態に戻すことは非常に困難です．絶対に気管切開を受けたくない，と思われる患者さんは，担当医やご家族と十分に相談して，急変時の対応方法を決めておきましょう．

緊急処置での気管切開を避けるには，窒息と感染症への対応が重要です．窒息に対しては，食形態の工夫や吸引・救急処置の訓練を受けておくことが大切です．風邪など軽度の呼吸器感染で急変する場合も多いです．筋強直性ジストロフィーの患者さんは，もともと血中酸素濃度が低いため，軽度の風邪でも呼吸状態が一気に悪くなることがあります．この場合も，急変するまで息苦しさを訴えない方もいるので，対応が遅れやすい問題があります．感染症のときは，軽症でも速やかに医療機関を受診するようにしましょう．

Q15 呼吸リハビリテーションは有効ですか

FQ7-3

Essence これだけは知っておこう💡

1 　呼吸筋トレーニングは，短期的には効果が期待できます．全身麻酔のトラブルを防ぐため，手術前などに考慮しましょう.

2 　肺を軟らかく，きれいに保つために，胸をしっかり膨らませる訓練（肺胞拡張訓練）や咳介助などの呼吸リハビリテーションを継続的に実施しましょう.

解 説 ● より詳しい理解のために

✓ 筋強直性ジストロフィーでは痰が溜まりやすい

　筋強直性ジストロフィーは，呼吸筋の筋力低下や呼吸調節障害により，呼吸の障害をきたしやすい疾患です．嚥下機能やのどの機能（喉頭機能）も早期から障害されるため，早い段階から無気肺（肺の一部に空気が入らずにしぼんだ状態になること）や痰が溜まりやすくなります．これらが合わさることで，呼吸不全や呼吸器感染症で死亡する割合が過半数を占めています．呼吸リハビリテーションは，無気肺を予防し，肺を軟らかくきれいに保つために不可欠なものです．早期から呼吸リハビリテーションを習得することを勧めます.

✓ 呼吸筋トレーニング

　呼吸筋力を鍛えるトレーニングについて，長期的な有効性を示した報告はありません．一方，短期的には効果を認めた報告が複数あります．筋強直性ジストロフィー患者さんでは，全身麻酔を伴う手術で，術後の呼吸器からの離脱困難や誤嚥性肺炎が起こりやすいので，手術前に呼吸筋トレーニングを行うことは考慮してよいと思われ

ます．担当医の先生方と相談してください．

✓ 肺胞拡張訓練

　肺胞拡張訓練とは，息を吐かずに止めて，何
度も吸い込むことで胸を膨らませる（肺胞拡張
させる）訓練です．自分で息を吸い込む代わり
に，蘇生バッグや呼吸器で空気を送り込む場合
もあります．息を吐かずに止めるには，のどの
力が必要で，筋強直性ジストロフィー患者さん
には苦手な訓練です．器具を使った方法として
は，PEEP 弁付きの蘇生バッグを使用する方法
（図1），市販の器具（LIC トレーナー®）を使用

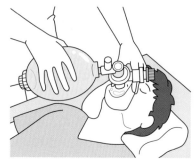

図1　PEEP 弁を用いた肺胞拡張訓練

する方法などもあります．担当医や理学療法士と相談して，やり方を教えてもらって
実施するようにしてください．

✓ 咳嗽介助（気道クリアランス維持）

　痰を出す能力は，咳をしたときの息の
速さ（最大呼気流速：CPF）で評価しま
す．CPF が 270 L/ 分を下回ると，風邪
をひいたときなどに痰が出しにくくなり
ます．身体の向きや位置を調整して痰を
移動させる体位ドレナージ，肺胞拡張訓
練で大きな息を吸い込んでから咳をす
る，咳に合わせて介助者に胸を押しても
らう咳嗽介助などを組み合わせて痰を出

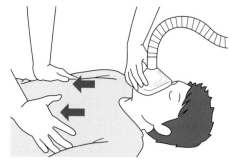

図2　用手咳嗽介助

すようにします（図2）．排痰を補助する器械（排痰補助装置）も市販されており，在
宅で人工呼吸器を使用している神経筋疾患患者さんは保険適用になっています．
　筋強直性ジストロフィーでは，嚥下や喉頭機能が障害されるため，気道クリアラン
スが不良になりやすいです．早期から肺胞拡張訓練と咳嗽介助のリハビリテーション
を考慮しましょう．また，風邪など呼吸器系の感染では，早めに医療機関を受診する
よう心がけましょう

Q16 心臓については どのような問題がありますか

BQ8-1

Essence これだけは知っておこう

1 　筋強直性ジストロフィーでは，心臓の電気信号の伝わり方が障害されること（心臓伝導障害*¹）や脈の異常がよくみられ，不整脈*² は突然死の原因として注目されています．突然死は死因の 10% 程度を占める重大な問題です．

2 　このため，少なくとも年 1 回は心電図検査を行い，ホルター心電図検査（24 時間の心電図）や心エコー検査も定期的に受けましょう．

3 　これらの検査で異常を認めたときは，担当医と相談し，循環器専門医を紹介してもらうことを勧めます．

用語解説

*¹ 心臓伝導障害：心臓は洞結節という場所で作られる電気信号が，心房から房室結節・ヒス束を通って右脚・左脚前肢・左脚後肢の 3 つのルート（プルキンエ線維）で左右の心室に伝えられることで規則正しい収縮を起こしています．心電図波形（図 1 左側）の PQ 時間は信

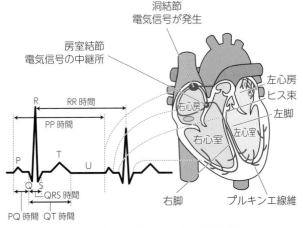

図 1　心臓での電気信号の伝わり方と心電図波形

号が心房から心室へ伝わる時間，QRS 時間は信号が心室内を伝わる時間です（図 1）．心臓伝導障害とは，この信号の伝わり方が悪くなった状態をいいます．

*2 不整脈（表 1）：心拍の規則正しいリズムが乱れた状態を不整脈といいます．大まかな原因と種類としては，洞結節の機能障害で，信号が速すぎるもの（洞性頻脈），遅くなるもの（洞性徐脈，洞不全症候群），心臓伝導障害でリズムが途切れてしまうもの（房室ブロック），心房や心室で異常な興奮が起こるもの（上室性期外収縮，心室性期外収縮），通常とは異なる信号の通路ができてしまうもの（心房細動・粗動，発作性上室頻拍，心室頻拍，心室細動）などがあります．脈が遅くなる不整脈を徐脈性不整脈，速くなるものを頻脈性不整脈と分類します．

表 1　不整脈の発生原因とおもな種類

不整脈の発生原因	不整脈のおもな種類
洞結節の信号が速すぎる	洞性頻脈
洞結節の信号が遅くなる	洞性徐脈，洞不全症候群
心臓伝導のリズムが途切れてしまう	房室ブロック
心房や心室で異常な興奮が起こる	上室性期外収縮 心室性期外収縮
通常とは異なる信号の通路ができてしまう	心房細動・粗動，発作性上室頻拍，心室頻拍，心室細動

📖 解 説 ● より詳しい理解のために

✓ 定期的な検査が重要

　心電図は心臓伝導障害を評価するうえで最も重要な検査で，ほかのどの検査よりも筋強直性ジストロフィーの心臓の障害とよく相関します．信号の伝わり方が障害（心臓伝導障害）されて生じる PQ 時間の延長（房室ブロック）は軽度なもの（I 度房室ブロック）で 28.2〜45.0％，QRS 時間の延長（脚ブロック）は 16.5〜19.9％と高頻度にみられ，それ以外にも心房性の不整脈（心房細動・粗動）が 5.0〜12.5％，心室性頻拍が非持続性のもので 2.2〜4.1％，持続性のものが 1.0〜2.7％にみられることがあります．不整脈が多い原因としては，本症で心臓の電気信号にかかわる遺伝子（SCN5A）の発現パターン（スプライシング）に異常がみられることや，CTG 繰り返し回数と心臓伝導障害，上室性不整脈，突然死などとの間に関連がみられることから，疾患との関連が示唆されています．

✓ 不整脈は生命の問題になるのですか

　筋強直性ジストロフィーでは突然死が 10％程度でみられることが知られており，心電図異常（PQ 時間 ≧ 240 msec，QRS 時間 ≧ 120 msec，高度の房室ブロック，洞調律以外のリズム）は突然死のリスクを示す指標といわれています．このため，本症の患者さんでは心電図検査を定期的に受けて異常を早期に発見し，適切な対応を考えることが重要です．

　通常の心電図検査（12 誘導心電図検査）は，少なくとも年 1 回受けましょう．不整脈がどのくらい出ているか検査するには，長時間の心電図を観察することが大切です．ホルター心電図検査（24 時間の心電図を記録し，異常がないか解析する検査）も定期的に受けることをお勧めします．異常がある場合は担当医から循環器専門医を紹介してもらい，必要に応じてより詳しい検査や治療を考慮しましょう．

✓ 心不全は多いのですか

　心臓のポンプ機能障害（心不全）は，ほかの筋ジストロフィーに比べると少ないとされていますが，不整脈や呼吸の障害によっても影響を受けるため定期的な検査が必要です．心機能を評価する方法としては，心エコー検査や心臓 MRI 検査，血液検査（BNP：心不全で高値になる）などがあります．

Q17 不整脈にはどのような治療を行いますか

FQ8-2 **FQ8-3**

Essence これだけは知っておこう

　不整脈には脈が遅くなるタイプの徐脈性不整脈，速くなるタイプの頻脈性不整脈があります．不整脈のタイプによって治療法が変わります（図 1）．

1　症状のある徐脈性の不整脈ではペースメーカー治療が第一選択です．
2　頻脈性不整脈に対する薬は心臓伝導障害を悪化させることがあるので慎重に検討します．
3　心房細動・粗動ではカテーテル・アブレーションを考慮します．
4　心室細動や持続性の心室頻拍では植え込み型除細動器治療を考慮します．
5　不整脈の治療は循環器専門医と相談しながら行うようにしましょう．

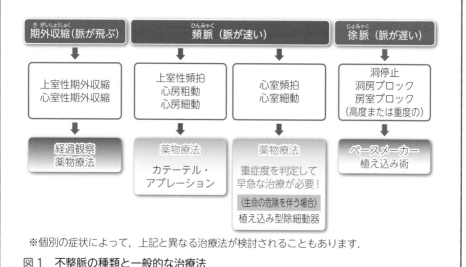

※個別の症状によって，上記と異なる治療法が検討されることもあります．

図 1　不整脈の種類と一般的な治療法

📖 解 説 ● より詳しい理解のために

✔ 徐脈性不整脈の治療：ペースメーカー治療をすると生存率が高くなりますか

　筋強直性ジストロフィーでは，加齢とともに心臓伝導障害が進行します．房室ブロックが高度になるとめまい，失神が起こるほどの徐脈を生じるリスクがあります．徐脈性不整脈には効果が確実で安全な薬剤がありません．このため，高度の房室ブロックではペースメーカー治療が推奨されています．軽度の房室ブロックであっても，より詳しい検査（心臓電気生理学的検査）でヒス束–心室時間が 70 msec を超えると，ペースメーカー治療を行った群で生存率が高く突然死が少なくなったとの報告があります．ペースメーカー治療は，一定の脈拍を維持することで徐脈性の不整脈は予防できますが，頻脈性不整脈の治療はできません．

✔ 心房細動・粗動の治療はどうしますか

　心房細動・粗動とは，洞結節の機能が障害され非常に速い電気信号が発生する状態になることです．心房が350〜600 回 / 分不規則に興奮するものを心房細動，250〜300 回 / 分規則的に興奮するものを心房粗動とよびます．これらの電気刺激は速すぎるため，心室に規則正しく伝えることはできず不整脈が生じます．心房がきちんと拍動できないことで，心房内に血液が滞って血栓ができやすくなるため，これが脳卒中など血栓症を引き起こすことがあります．

　また，脈が速すぎると，動悸がする，十分な血液を送り出せなくなって失神や心不全を起こす，などの症状が出ることもあります．心房細動・粗動は，カテーテル・アブレーションとよばれる異常な信号の通路をカテーテルで遮断する治療で治癒する場合があります．

✔ 心室細動や持続性心室頻拍の治療はどうしますか

　生命にかかわる心室性不整脈（心室細動，持続性心室頻拍など）は筋強直性ジストロフィー患者さんの数％程度で認められます．これらの不整脈は，危険性が高いため，植え込み型除細動器（電気刺激で不整脈を止めて正常な心拍に戻す装置）治療が推奨されます．

✓ 薬物療法を受けるときの注意点は何ですか

　頻脈性不整脈では，一般的には抗不整脈薬による治療が試みられることが多いですが，筋強直性ジストロフィーでは心臓伝導障害を悪化させるリスクもあり，慎重な対応が必要です．抗不整脈薬を使用する場合は，定期的に 12 誘導心電図・ホルター心電図を検査する，薬の血中濃度を測定するなど慎重な観察を継続しましょう．

✓ 不整脈治療は循環器専門医と相談しましょう

　不整脈は症状がなくても命にかかわる場合があること，治療法の選択には専門的な知識・技術が必要なことから，心電図の異常やホルター心電図でハイリスクの不整脈がみられた場合は無症状でも放置せず，脳神経内科・小児神経科との連携のもとで循環器専門医と相談のうえ適切な治療を受けられることを勧めます．

Q18 定期的に嚥下機能を評価することで，窒息や肺炎を予防できますか

FQ9-1

─Essence これだけは知っておこう

1　嚥下障害は高頻度にみられますが，自覚している方は少数です．嚥下障害は窒息や肺炎の原因となるので，自覚がなくても定期的に嚥下を評価することが大切です．

2　咳の力が落ちると，気管の異物（痰や誤嚥した食べ物など）が排出できなくなります．このため，嚥下機能の評価と同時に，呼吸機能を評価するようにしましょう．

3　窒息や肺炎の予防には，患者さんの嚥下機能レベルに応じた介入が必要です．担当医や言語聴覚士，栄養士，歯科医・歯科衛生士などと相談し，口腔ケア，食事の形態調整，摂食嚥下リハビリテーション，代替栄養法*¹ など工夫しましょう．

用語解説

*¹ 代替栄養法：各論 4 Q19 参照．

解説 ● より詳しい理解のために

✔ 嚥下障害は生命予後（寿命）や生活の質（QOL）に大きな影響を及ぼす

　筋強直性ジストロフィーの死因としては，誤嚥性肺炎や呼吸不全が過半数を占めます．嚥下障害は，まだ日常生活動作が保たれている早い時期から出現します．500 人以上の患者さんを調査すると，約半数に嚥下障害がみられたとの報告もあります．一方で，自分の嚥下障害を自覚している方は少数です．嚥下障害は，窒息や誤嚥性肺炎の原因となり，予後に大きく影響するので，よく注意して適切に対処していくことが重要です．

✔ 嚥下障害の特徴

　筋強直性ジストロフィーにおける嚥下障害の特徴は，のどの詰まり感やのどでの通りづらさ，少量ずつの飲み込み（分割嚥下）を訴える方が多いことです．しかし，これらの症状が嚥下障害によるものと考えず，症状を訴えない方が多いため見過ごされやすいです．年齢が若くて軽症でも嚥下障害を合併しうるので要注意です．

　嚥下障害がある患者さんは，構音障害（声が鼻に抜ける，呂律が回りにくいなど）の合併が多く，舌，口唇・咀嚼筋の筋力が低下し，喉頭挙上の低下（ゴックンとしたときにのど仏があまり上がらない），口の中に食べ物が残る，口の中で食べ物をまとめにくい，咳が弱いなどの特徴があります．嚥下障害がないかどうか，担当医や言語聴覚士とよく相談してみましょう．

✔ 嚥下障害の評価

　食べ物をうまく飲み込めているかどうかを評価するには，嚥下造影検査（図1：X線を当てながら造影剤の混ざった食物を食べて嚥下機能を評価する）や嚥下内視鏡検査（総論3 Q7表1 用語解説[*8] 参照：内視鏡で嚥下の状態を評価する）が有用です．

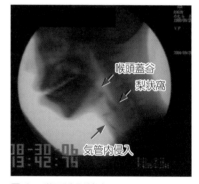

図1　嚥下造影検査

　嚥下造影検査では，筋強直性ジストロフィー患者さんは健常者に比べて，嚥下にかかわる運動が遅く，嚥下の反射も遅れます．また，食物の通過時間や食道入口部が開いている時間が延長していることが多く，これらは誤嚥のリスクになります．

　嚥下内視鏡検査では，喉頭蓋谷（のどにあるくぼみ）に食べ物や唾液が溜まる，嚥下反射が遅れる，などが目立ちます．嚥下にかかわる運動の遅れは誤嚥の原因になり，のどを絞める力の低下は窒息の原因になります．

　咳の力が低下すると，誤嚥した場合に，気道に入った異物（食べ物や唾液）を排出するのが難しくなります．筋強直性ジストロフィーでは呼吸筋の障害が多いので，定期的に呼吸機能を評価して最大呼気流速を確認することが有用です．

✓ 嚥下障害への対処法

　嚥下障害への対策としては，障害の程度に応じて，口腔ケア，食形態の調整，摂食嚥下リハビリテーション，栄養管理の導入などを行って，窒息や肺炎の予防を目指します．食事は人生における大きな楽しみで，嚥下障害を自覚していない患者さんにとって，食形態の変更などは受け入れにくい場合もあると思います．しかし，嚥下障害は命に直結する問題です．嚥下機能評価の説明を十分に受けて，適切な対応をとるようにしましょう．

Q19 嚥下障害に対する代替栄養法は予後を改善しますか

FQ9-2

Essence これだけは知っておこう

1　嚥下障害は進行性です．嚥下障害が明らかになれば，必要な栄養を確保するため，経管栄養や胃瘻など代替栄養法*¹について相談し，適切な時期での導入を検討しましょう．

2　代替栄養法を導入した患者さんたちは，導入しなかった患者さんたちよりも生命予後 (寿命) が良好です．また，代替栄養法は栄養状態を改善しえます．

用語解説

*¹ 代替栄養法：嚥下障害が進むと，十分な量の食事を口から摂ることができなくなります．この場合，必要なエネルギーを摂るには，食事以外の栄養補給方法を行うことが必要で，これを代替栄養法といいます．代替栄養法としては，胃瘻 (おなかに穴を空けて胃に栄養を直接投与する方法) や中心静脈栄養 (体内の太い血管に管を入れて栄養価の高い点滴を行う方法)，経鼻経管栄養 (鼻から胃まで管を通して栄養を投与する方法) があり，最近では，胃瘻による栄養管理が主流になりつつあります (図 1，図 2)．

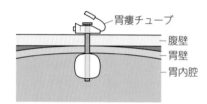

図 1　胃瘻

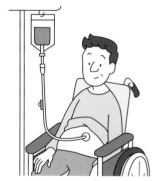

図 2　胃瘻の実施例

📖 解 説 ● より詳しい理解のために

✓ 適切なタイミングでの胃瘻造設を考えましょう

　嚥下障害のために，口からの食事で十分な栄養を摂ることが困難になれば，代替栄養法が必要になります．現在最も多く使われているのは胃瘻造設です．嚥下障害のため栄養管理が難しい場合には，代替栄養法を導入することによって栄養状態が改善し，ときに呼吸機能や嚥下機能の改善が期待されます．

　一方で，代替栄養法を導入しても，唾液の誤嚥などによる誤嚥性肺炎を完全に予防することはできません．長期的な効果としては，51人を対象とした9年間の観察研究で，代替栄養を導入した群は導入しなかった群に比べて，平均生存期間が長かったと報告されています．一方で，胃瘻造設に対する患者さんの満足度を調査した研究では，胃瘻造設して「よかった」28％，「どちらかといえばよかった」10％，「どちらかといえば悪かった」5％，「悪かった」57％と，満足度は高くありませんでした．

　胃瘻造設には，胃に穴をあける侵襲的処置があります．このため，呼吸や栄養の状態が悪くなると，胃瘻を造設するときの危険性が高くなります．胃瘻を造設しても嚥下機能が保たれていれば経口摂取の継続は可能（胃瘻を作ったから口から食べてはいけないということではない）なので，胃瘻を造設するのであれば危険性が高くなる前に実施するほうがリスクを低減できます．しかし，胃瘻を造設した40人の患者さんへの調査では，胃瘻を造設したおもな理由のうち，繰り返す呼吸器感染が23％，栄養障害が5％を占めており，危険性の高い状態で胃瘻を造設された方が多いことが示されています．

　代替栄養法を導入する際には，担当医から十分な説明を受けて，納得したうえで判断することが大切です．十分考える時間をもって適切な時期に胃瘻造設するためには，早くから胃瘻について相談しておくことが大切です．

Q20 便秘などにはどのように対処しますか

BQ9-3

┌─ **Essence** これだけは知っておこう ─┐

1 便秘が高頻度にみられます．生活習慣の改善，下剤や浣腸などを考慮します．
2 定期的に腹部 X 線を撮影して，腸内のガスや便塊などを確認します．
3 便秘がない患者さん，日常生活動作に大きな支障がない患者さんであっても，巨大結腸（大腸が膨れ上がる）や腸閉塞などがみられることがあります．

📖 解 説 ● より詳しい理解のために

✓ 便秘や消化器の問題は多い

筋強直性ジストロフィー患者さんでは，便秘など大腸に問題がある方が多くみられます．特に**巨大結腸**や**腸閉塞**は死亡に至ることもあるため，十分に気をつける必要があります．

✓ 便秘はどれくらいみられますか

筋強直性ジストロフィー患者さん 913 人の調査によると，頻度の高い消化器の症状は，嚥下障害 55％，胃食道逆流症（胃の内容物が食道に逆流して胸焼けなどを生じる）38％，便秘 33％でした．

便秘が多い原因としては，腸管の運動の障害や排便にかかわる筋肉の筋力低下が考えられます．筋強直性ジストロフィー患者さんでは，便が消化管を通過する時間が著しく延長しているので，毎日排便があっても，頻回に少量ずつ排便しているだけで，残便が多いことがあります．このため，定期的に腹部 X 線を撮影して，腸内のガス

や便塊などを確認することが望ましいです。

　一般に，慢性の便秘に対しては，適切な食事や運動，腹壁マッサージ，ヨーグルトなどのプロバイオティックス（適切な量を摂取したときに有用な効果をもたらす生きた微生物）食品摂取による腸内細菌のバランス改善，下剤の使用，浣腸や摘便などが推奨されています。決め手となるデータは乏しいので，個々の患者さんに合わせて必要な治療を選択することになります。便秘の改善と摂取する食物繊維の量は必ずしも関連しません。筋強直性ジストロフィーにおけるエビデンスはありませんが，腸管運動が障害されていることから，過剰な食物繊維の摂取はかえって便秘を増悪させることもあるため注意しましょう。

✓　便秘以外の大腸（下部消化管）の異常

　筋強直性ジストロフィー患者さんでは，時に**慢性偽性腸閉塞**や**巨大結腸症**を合併します。**慢性偽性腸閉塞**とは，消化管の運動障害のために，腸管の閉塞がないにもかかわらず，下痢や便秘，腹部膨満（おなかの膨れ），腹痛，むかつき・嘔吐などの腸閉塞症状を慢性的に繰り返す状態です。本症では，年齢に関係なく，腹部症状を訴えない患者さんでも慢性偽性腸閉塞がみられることがあるので要注意です。

　巨大結腸症は閉塞がないにもかかわらず大腸が拡張し，排便障害や腹部膨満などをきたすものです。筋強直性ジストロフィーの診断よりも前に，巨大結腸症が見つかることがあります。腹部 X 線検査で腸内のガスや便塊など確認して，下剤や浣腸などで治療します。

Q21 口腔内の特徴には どのようなものがありますか

BQ9-4

Essence これだけは知っておこう

1　歯並びや噛み合わせの異常，高口蓋（上顎の天井が高い）が多く，特に開咬（歯を噛み合わせたときに上下の前歯の間に隙間ができる）の頻度が高いです．

2　咬筋（噛む筋肉）および舌の筋力低下による咀嚼障害を生じ，食塊の移送にも問題をきたします．

3　歯列不整や手の機能低下により歯磨きが不十分になりやすく，歯石，むし歯，歯周病が多くみられます．咬筋の低下により顎関節の脱臼が生じやすいです．

📖 解 説 ● より詳しい理解のために

✓ 歯科の問題が生活の質（QOL）や生命予後に与える影響

　筋強直性ジストロフィー患者さんは，顎と顔面の形態異常，不正咬合（噛み合わせの不良），歯列不整（歯並びの悪さ），咀嚼筋の筋力低下，咀嚼・嚥下障害，口腔衛生不良，むし歯や歯周病の多発，習慣性の顎関節脱臼などさまざまな口腔に関する問題を抱えています．それらの多くは咀嚼能力を低下させ，嚥下機能に対しても悪影響を及ぼします．また，口腔の衛生が不良だと，誤嚥性肺炎を起こしやすくなります．口腔の問題は注目されにくいですが，QOLや生命予後（寿命）にも影響する大きな問題です．

✓ 歯並びの問題

　不正咬合は35％にみられる症状で，その多くが**開咬**（前歯が噛み合わない）とよば

れる状態です．噛み合わせが悪いと食べ物を咀嚼することが困難になり，嚥下機能にも影響します．歯並びの悪い患者さんが多くみられ，手指の筋力低下も影響して歯磨きがうまくできないことから，口腔の衛生が不良な方が多くみられます．このため，歯石，むし歯（図1）や歯周病が多くみられます．

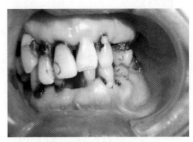

図1　多発性のむし歯

✔ 咀嚼筋（咬筋）の障害

　筋強直性ジストロフィー患者さんでは，咀嚼にかかわる筋肉の障害が強く，舌の萎縮も認めます．咀嚼筋力の低下は咀嚼障害に関連し，舌の萎縮は食塊の移送に悪影響を及ぼします．

　咀嚼筋力が低下すると下顎を閉じる力が弱くなるため，本症の患者さんは日常的に口を開けた状態であることが多く，**顎関節脱臼**が生じやすくなります．さらに一度脱臼が生じると，顎関節周囲の靱帯も損傷するので，脱臼が習慣的に起きやすくなります．

Q22 口腔ケアや歯科治療で注意すべきことは何ですか

FQ9-5

Essence これだけは知っておこう

1　日常の口腔ケア（歯磨きなど）を丁寧に行いましょう．定期的に歯科検診を受けることが望ましいです．歯科医・歯科衛生士による専門的な口腔ケアも大切です．経管栄養など食事を摂取していない患者さんでも口腔ケアは必要です．

2　口腔ケアおよび歯科治療を行うときは，嚥下機能に配慮して，頻回の吸引を行うなどの対策が必要です．

解説 ● より詳しい理解のために

✓ 歯科の定期的な受診が大切です

　筋強直性ジストロフィー患者さんは，自分で口腔内を衛生的に保つことが難しいです．日頃のケアが大切なことはいうまでもありませんが，定期的に歯科を受診して歯石の除去や専門的な口腔ケアを受けることは，むし歯や歯周病，誤嚥性肺炎の予防に

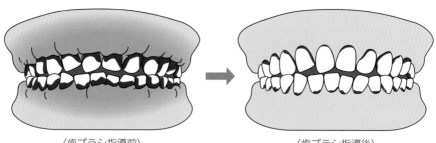

〈歯ブラシ指導前〉　　　　　　　　〈歯ブラシ指導後〉

図 1　刷掃指導の効果
歯の赤色部分は，プラークを示す．

有効です（図 1）．顎関節脱臼を生じやすい方では，口腔ケア時に過度な開口は避けるようにしましょう．

✓ 歯科治療にも注意が必要です

　歯科治療を受ける場合には，嚥下機能・呼吸機能・心機能の情報だけでなく，治療の間保持できる体位や開口障害についての情報も重要です．歯科受診の際には，担当医から情報提供をしてもらうよう勧めます．

　嚥下障害が強い場合，処置中に水分が咽頭に流入するリスクがあるため，頭を高めに保つ，頻回に吸引を行うことが必要です．呼吸機能が低下している患者さんにおいては，血中酸素濃度を測定しながら処置を行う，唾液や処置時の水分の吸引を確実に行って誤嚥を予防する，などに気をつけます．気管切開患者さんの口腔ケアでは，特に咽頭への水分の流入に対して注意しながら口腔ケアを行い，気管カニューレのカフ圧の調整なども必要に応じて行うことが大切です．

Q23 中枢神経障害には どのようなものがありますか

BQ10-1

Essence これだけは知っておこう

1 中枢神経障害は生活の質（QOL）や健康管理のうえでも重要な問題です．
2 代表的な症状に，1) 認知機能障害，2) うつ，3) 日中の過度の眠気，
4) 疲れやすさ（易疲労性）があります．

解説 ● より詳しい理解のために

✓ 中枢神経とは何ですか

　神経は，頭からの命令（どのように動かすか）を身体の各所へ伝える経路（運動系）であり，また，身体の各所からの情報を頭へ伝える経路（感覚系）でもあります．神経は，大きく中枢神経と末梢神経とに分けられ，中枢神経は脳（大脳・小脳・脳幹）と脊髄が含まれ，末梢神経は中枢神経と身体の各所を結んでいます（図1）．

✓ 中枢神経障害は重要なのですか

　筋強直性ジストロフィーは中枢神経系も障害される病気です．物忘れなどの認知症が目

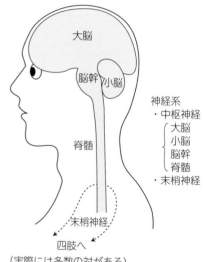

神経系
・中枢神経
　┌ 大脳
　│ 小脳
　│ 脳幹
　└ 脊髄
・末梢神経

（実際には多数の対がある）

図 1　中枢神経と末梢神経

立つようになるのは進行期になってからですが，早期から認知機能に障害がみられることが報告されています．本症では，症状についての自覚が乏しいことが特徴ですが，認知機能の障害が影響していると思われます．このため，認知機能の問題も本人

が訴えることはまれで，その存在を周囲が念頭におき，早めに対応することが大切です．

　本症で認知機能低下が起こることを周囲が知らないと，患者さんが日常の課題をうまく処理できないときに，それが病気によるものでなく，患者さんの性格の問題と勘違いして心理的な壁を作ってしまう恐れがあります．また，本症でみられやすい認知機能障害の特徴を大まかに知っておくことは，患者さんの変化に周囲が上手に対応できることにつながります．つまり，中枢神経障害は QOL を高める，健康管理をうまく行ううえで重要な問題です．

✔ どのような症状がありますか

　代表的な中枢神経障害の症状としては，1）認知機能障害，2）うつ，3）日中の過度の眠気，4）易疲労性があります．これ以外に，アパシー（意欲の低下）の頻度は高く，海外では 39.5％とする報告があり，わが国では 59％に見出されています．海外論文では自閉傾向について強調する報告もありますが，わが国における検討では30％とさほど目立つものではありません．また，回避的人格が多いと報告されていますが，強迫的および受動的攻撃性人格の報告もあります．

　以下に，上記の 4 つの問題について少し詳しく述べます．

1）認知機能障害

　認知機能はいくつかの分野に分けることができ，「認知ドメイン」とよばれます．40 論文 1,122 症例をまとめた大規模な認知機能の研究では，すべての認知ドメインに何らかの異常があるとされています．ただし，この報告では，発症年齢や調査時の年齢で大きな差があること，認知機能の特徴に偏りをもつ症例群が存在することも述べられています．このような特徴を調べたわが国の報告では，注意機能・作業記憶・実行機能・処理速度の低下が特に目立ち，視空間認知に異常を呈する例も報告されています．

2）うつ

　海外では 32％，50％といった報告があります．わが国における 60 例での調査では47％とされており，「検査してみると存在する」ことが多いです．ただし，比較的軽度なことが多く，自殺企図を伴う「大うつ病」に分類されるようなことはまれです．うつの評価項目のなかでは，眠気や易疲労性に関連したものや，負の身体イメージ，身体的愁訴に関連した項目に異常が多く，進行期よりも早期で点数が悪いとされてい

ます（訴えにくいことに関連するものでしょう）．

3）日中の過度の眠気

　「通常では眠らないような場所とタイミングで睡眠に陥る」もので，海外の報告での頻度は33.1％から80％などとさまざまですが，よく観察され，59例におけるわが国での検討では31％にみられました．過度の眠気は「うつ」や呼吸不全（高炭酸ガス血症）でも起こりうるため，呼吸機能低下や不眠をきたすほかの疾患がないか確認が必要です．ただし，過去の文献では，本症の眠気はそのような合併症だけで説明するのは困難な強い眠気が独立に存在するとされています．ときに易疲労性と重なるなど区別し難い場合もあるので，適切な問診と検査評価を受ける，必要に応じて専門的な睡眠の検査を受ける，睡眠の専門家に相談することも検討したほうがよい場合があります．

4）疲れやすさ（易疲労性）

　海外での頻度は約50％から90.8％などとされています．わが国における59例での検討では46％の方が訴えていました．筋力低下と関連するとの報告が複数あります．うつの状態を表す指標が筋力低下とよく共存し，お互いに影響することが報告されているので，うつ・日中の過度の眠気・易疲労性がお互いに関連しあう可能性にも留意する必要があります．

✓ 中枢神経障害への配慮が大切です

　このような中枢神経障害の特徴が理解されると，たとえば，易疲労性が筋肉の障害だけではなく，呼吸障害や睡眠障害の出現と関連していないか，その結果としてうつ状態にみえるのではないか，といった検討が行われ，よりよいケアに結びつく可能性が増えると思われます．また，職場などでの過度な眠気に対する周囲の理解を促す必要性も理解されます．自覚的な訴えを待つのではなく，中枢神経障害の存在を周囲が積極的に疑い，必要に応じて評価し，適切な介入につなげていくことが重要と考えられます．

Q24 中枢神経障害はどのような方法で評価するのですか

BQ10-2

Essence これだけは知っておこう

1　画像検査（頭部 MRI・PET・脳血流シンチグラフィーなど），電気生理学的検査，神経心理学的検査，患者さん自身による評価を適宜組み合わせて行います．

解説 ● より詳しい理解のために

✓ 中枢神経障害の評価はいろんな評価法を組み合わせて行います

　1つの検査項目ですべての認知機能検索を網羅することは不可能で，いろんな検査を必要に応じて組み合わせて行っていきます．

　その検査には，神経心理学的検査（質問に答えたり，指示に従って何かを書いたり作業をしたりして認知機能を評価する方法），頭部 MRI 検査のような画像検査などが含まれます．がんの診断にも使われる PET 検査（陽電子放出断層撮影）や脳血流シンチグラフィー検査（放射性医薬品を注射してこの物質が頭部から放出する放射線を解析し画像化する方法）などを行う場合もあります（表1）．患者さんご自身が評価・記入するアンケート調査（主観的評価，生活の質〈QOL〉評価）もあります．

　中枢神経障害の評価は，1回の評価だけでなく，経過を追って変化を確認していくことも重要です．また，結果に基づいて状態の変化を理解し，ご家族や支援者が対応を変えていく努力が大切です．

表1 代表的な中枢神経の検査項目とよくみられる所見

画像検査	頭部 MRI：軽度の大脳皮質萎縮と側頭葉白質の信号異常 PET・SPECT：前頭部側頭部での集積低下
電気生理学的検査	脳波・誘発電位・事象関連電位：研究レベルでの報告がある
神経心理学的検査 （海外でのまとめ）	ストループ課題，ウェクスラー成人知能検査の積み木課題，文字流暢性課題，トレイル・メイキング・テスト A および B
うつ状態に関する検査	ハミルトンうつ病評価尺度・PHQ-9
患者自身による主観的評価，生活の質（QOL）評価	QOL：INQoL・MDHI 日本語版 日中の過度の眠気：Epworth Sleepiness Scale 易疲労性：Fatigue Impact Scale, Multidimensional Fatigue Inventory アパシー：アパシースケール

MRI：Magnetic Resonance Imaging，磁気共鳴画像
SPECT：single photon emission computed tomography，単一光子放射断層撮影（脳血流シンチグラフィー）
PET：positron emission tomography，陽電子放射断層撮影
PHQ-9：Patient Health Questionnaire-9
QOL：quality of life，生活の質
INQoL：the individualized neuromuscular quality of life
MDHI-J：myotonic dystrophy health index 日本語版
PRO：patient reported outcome，患者報告アウトカム

Q25 中枢神経障害に対する有効な治療法はありますか

BQ10-3

Essence これだけは知っておこう

1 効果がきちんと確認された治療法はまだありませんが，配慮すべき点を念頭においたケア計画を立てることが勧められます．

解説 ● より詳しい理解のために

✓ 中枢神経障害を配慮したケアが重要です

中枢神経障害は他臓器の障害にも影響を及ぼします．自覚症状の乏しさは，受診を減らすといった方向にも影響することがあります．生命予後（寿命）にも影響を及ぼす問題であることは何度でも強調されるべきです．したがって，中枢神経障害に留意したケアの立案・実施が，患者さん・ご家族・医療スタッフ全体の利益につながることを念頭におくべきです．しかしながら，有効性が確立された介入方法は少ないのも現実です．それでも，いくつか参考とすべき試みが報告されていますので触れておきます．

うつや眠気について，海外ではいくつかの薬剤が有効とする報告がありますが，わが国では保険適用となっていないものも多く，依存性の強い薬もあることから，担当医とよく相談してください（**総論 4 Q8** 参照）．

易疲労性に対して，適切な強度のリハビリテーションを含めた認知行動療法を行う研究が海外でなされ，一定の効果があったと報告されています．つまり，眠気や易疲労性については，介入の価値がある可能性があります．社会参加の低下などに対して地域を含めた多職種によるチーム医療を勧める報告もあり，多職種がかかわることで何らかの介入ができないか，個々の症例の実情に応じて粘り強く検討を続ける必要があります．

これらの検討の結果によっては，すべての患者さんに通用する正解でなくても，個々の症例によりよいケアが構築できる可能性を捨てるべきではありません．疾患の進行に応じた適切なタイミングで，病状説明を繰り返し行って，病状理解を更新し深めていく努力を，医療提供側のみならず患者さんもご家族も，一丸となって怠らずに継続していくことが望まれます（図1）.

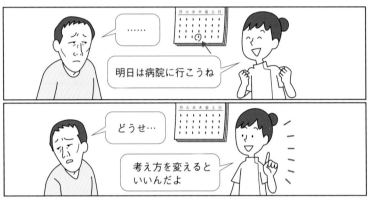

図1　諦めずに通院をすすめてください

Column 3

自覚症状に乏しい

　本書の各所で「自覚症状に乏しいから注意せよ」といった趣旨の記述がみられることになると思われます．「いや，そんなことはない」という患者さんの声が聞こえてきそうです．いつも外来で「疲れやすい・眠気がある」と訴えても真剣に受け止めてもらえないと感じることもあるかもしれません．

　自覚症状が乏しい事実は十分な感覚が得られにくいことにおそらくは関連していて，少なくともその一部は中枢神経の問題である可能性が高いです．しかしこれを学問的に精密に証明し定量するのは実は簡単なことではなく，どのような事柄に留意すればこの点を克服できるかについてはまだまだ研究が必要とされています．このため，どのように対処すれば疲れやすさや日中の眠気を上手に減少できるかについて知見がまだまだ乏しく，この話題に担当医が乗りにくいことも起こりうると思います．

　どういうタイミングでより困っているか，観察力の鋭い方（ご家族でも介護スタッフでも）が身近にいると，より正確な状況把握ができてアドバイスがしやすいことは，本疾患に限らずよく経験されます．一方で，一度話に乗ってもらえると飽きずに続ける患者さんがいることも事実です．

　呼吸管理を含む各種の治療にしても，「どうして医師の提示する方針が納得できないのか・気がすすまないのか」について

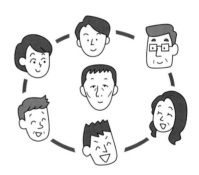

図1　周囲の人々のサポートが大事

上手に明確に医療提供者へ伝える努力が，患者さんやご家族の側でもなされるとしたら，大変意味のある結果を生むことへつながっていくと思います．本人のみでなく，なるべく多くの周囲の人々がサポートしていく体制を作ることが求められているといえるでしょう（図1）．

Q26 糖尿病のスクリーニング検査はどのようにしたらよいのでしょうか

BQ11-1

Essence これだけは知っておこう

1　筋強直性ジストロフィーでは，インスリンが効きにくいこと（インスリン抵抗性）や筋肉量が減少していることから，肥満がなくても高インスリン血症や食後の高血糖を伴いやすい状態にあります．糖尿病になりやすい体質であることを意識しましょう．

2　糖尿病の診断は，空腹時血糖，HbA1c，経口ブドウ糖負荷試験（OGTT：75 g のブドウ糖のジュースを飲み，飲む前と 2 時間後に血糖測定をする検査）の組み合わせで行われます．空腹時血糖や HbA1c は特定検診でも実施されているもので，最低でも年 1 回以上は検査を受けましょう．

3　糖尿病が疑われる方や，空腹時血糖が 100〜109 mg/dL（正常高値）の方，HbA1c が 5.6％以上の方，肥満や脂質異常のある方，糖尿病のご家族がいる方，境界型の方には，積極的に OGTT を受けるようお勧めします．筋強直性ジストロフィーでは，空腹時血糖が低くても糖尿病を合併することがあるので，空腹時血糖が 90 mg/dL 以上の方も OGTT を受けることを考えましょう．

解説 ● より詳しい理解のために

✓ 糖尿病とはどのようなものですか

　糖尿病は，血液中の血糖値が慢性的に高い疾患です．血糖値が高い状態が続くと，血管が障害され，網膜症や末梢神経障害，腎不全などを併発します．早い段階で診断を受け，適切な血糖コントロールを行うことが重要です．筋強直性ジストロフィーは，糖尿病の成因分類のなかで，「その他の特定の機序，疾患によるもの」の一つに

あげられており，糖尿病発症リスクの高い疾患の一つです（図 1，図 2）．

　糖尿病の診断は，空腹時血糖，HbA1c，OGTT 2 時間血糖値の組み合わせによって，なされます．空腹時血糖 126 mg/dL 以上，OGTT 2 時間血糖値 200 mg/dL 以上，随時血糖 200 mg/dL 以上あるいは HbA1c が 6.5 ％以上であることを糖尿病型といいます（図 1）．糖尿病型が 2 回確認されると（1 回は必ず血糖値を含むこと，別の日に 2 回行った検査結果がいずれも糖尿病型あるいは同一検査で血糖値と HbA1c が両方糖尿病型であること），糖尿病であると診断されます．また，過去に糖尿病と診断された証拠がある場合も糖尿病と診断されます．

　OGTT は糖尿病診断に重要な検査であり，一般的には，糖尿病の疑い，空腹時血糖が 100～109 mg/dL（正常高値），HbA1c 5.6％以上の方や，肥満，脂質異常症の方，家族歴が濃厚な方には，積極的に実施を検討すべきだとされています．また，HbA1c 6.5 ％未満で空腹時血糖が 110～125 mg/dL あるいは OGTT 2 時間血糖値が 140～199 mg/dL の例を境界型といいますが，もちろん境界型の方も OGTT を受けるべき対象者です．

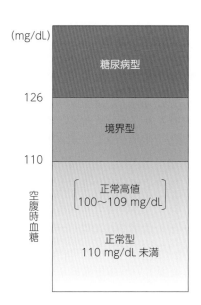

図 1　糖尿病診断の手引き
（日本糖尿病学会「糖尿病の分類と診断基準に関する委員会報告」より作成）

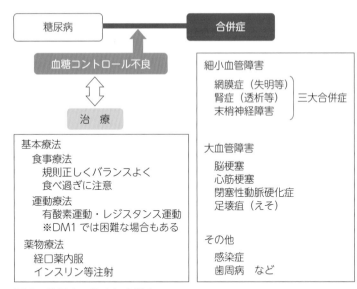

図2　糖尿病の治療と合併症

✓ 筋強直性ジストロフィーは糖尿病になりやすい体質

　筋強直性ジストロフィーでは，初期の糖代謝異常の特徴として，膵臓から分泌され血糖値を下げる働きのあるインスリンが効きにくくなっている状態（インスリン抵抗性），食後の高血糖，食後にインスリンが過剰に分泌される高インスリン血症，それに伴う反応性の低血糖があります．糖尿病になりやすい体質であることを意識することが大切です．

　一般の方で，空腹時血糖が「正常高値」であるにもかかわらず，OGTTを積極的に行うのは，この患者群の25～40％が境界型あるいは糖尿病型に属するというデータがあるからです．一方，筋強直性ジストロフィー患者さんでは，一般の方と比べると空腹時血糖が同程度でもOGTT 2時間血糖値が高く，90～109 mg/dLの患者さんでは境界型および糖尿病型を示す割合は40％に及ぶという報告もあります．このことから，本症の患者さんにおいては，空腹時血糖が90 mg/dL以上の場合であっても，OGTTを積極的に行うのがよいと考えられます．これらのデータも考慮して，糖尿病のスクリーニング検査を受けることが大切です．

Q27 糖尿病がある場合の血糖コントロール目標はどうすべきでしょうか
FQ11-2

Essence これだけは知っておこう

1 筋強直性ジストロフィー患者さんで，糖尿病を合併した場合の血糖コントロール目標も，合併症を予防するためには，一般と同じく原則としてHbA1c 7%未満とすべきです．しかし，本症では，心臓の障害，運動機能障害，認知機能障害などを併発することがあるため，それらの程度を考慮して，低血糖を起こさないように注意しつつ，血糖コントロール目標を柔軟に設定するのがよいでしょう．

解 説 ● より詳しい理解のために

✓ 一般的にはどのように血糖コントロールの目標を決めるのですか

一般に，糖尿病患者さんの血糖コントロール目標は，可能な限り正常な代謝状態を目指すべきとされています．早期から血糖を良好にコントロールすることができれば，長期予後が改善されるからです．しかしながら，血糖コントロールが困難な患者さんにおいて，厳格すぎる血糖管理を目指した場合には，重篤な低血糖や心血管死のリスクを上昇させる恐れもあります．特に高齢の糖尿病患者さんでは，併存疾患や日常生活動作（ADL）に応じて，HbA1c の目標値は高めに設定すべきであるといわれています．

✓ 筋強直性ジストロフィーの場合には？

筋強直性ジストロフィーでは，心筋障害，運動機能障害，認知機能障害を伴うことがあります．したがって，本症に合併した糖尿病では，こうした併発疾患の程度を考慮して，低血糖による昏睡や不整脈誘発による突然死のリスクを避けるためにも，血糖コントロール目標は，HbA1c で 6〜8.5%未満の範囲で，柔軟に設定するのがよいでしょう．

Q28 糖尿病の治療に どのような薬剤が使われますか
FQ11-3

Essence これだけは知っておこう

1 糖尿病の治療を担当する医師に，筋強直性ジストロフィーの患者さんであることを必ず伝えてください．糖尿病の治療は医師の指示に従ってきちんと行いましょう．自己判断で薬を変更することは，生命にかかわる危険があります．

2 食事療法や，運動療法（運動が可能な場合）を 2〜3 か月間行っても，目標とする血糖コントロールが達成できない場合には，インスリンを効きやすくする薬（ビグアナイド薬やチアゾリジン薬）を開始します．

3 上記薬剤でもコントロールが困難な場合には，インスリンを出しやすくする薬（インクレチン関連薬），糖の吸収や排泄を調整する薬（α-グルコシダーゼ阻害薬），さらにはインスリンも併用して血糖管理を行います．

解説 ● より詳しい理解のために

✓ 一般的な糖尿病治療薬の使用方法は？

一般の糖尿病患者さんでは，食事療法，運動療法を 2〜3 か月間行っても，目標とする血糖コントロールが得られない場合には，血糖降下薬の適応となります．その際，患者さんのインスリン分泌能低下やインスリン抵抗性などの病態に応じて薬剤を選択することが推奨されています（表1）．

✓ 筋強直性ジストロフィーの場合はどうですか

筋強直性ジストロフィー患者さんの糖代謝異常における主要な病態がインスリン抵抗性（インスリンが効きにくくなっている状態）であることから，第一には，インスリンの感受性を高める働きがあるインスリン抵抗性改善薬（ビグアナイド薬またはチ

表 1 糖尿病治療薬

内服薬	インスリン抵抗性改善薬 （インスリンを効きやすくする薬）	ビグアナイド薬（メトホルミンなど） チアゾリジン薬（ピオグリタゾン）
	インスリン分泌促進系薬剤 （インスリンを出させる薬）	DPP-4 阻害薬 SU（スルホニル尿素）薬 グリニド薬
	糖の吸収や排泄を調整する薬剤	α-グルコシダーゼ阻害薬 SGLT2 阻害薬
	配合剤	いくつかの薬を合わせた薬
注射薬	GLP-1 受容体作動薬	
	インスリン製剤	超速効型・速効型・持効型・中間型・混合製剤など

アゾリジン薬）による治療が推奨されます．実際に，こうした薬剤が有効であるという報告があります．

　これらの薬剤だけではコントロールが困難な場合には，ほかの血糖降下薬も併用することになります．インスリンの分泌を促すインスリン分泌促進系薬剤のなかでは，インクレチンというホルモンにかかわる DPP-4 阻害薬や GLP-1 受容体作動薬が，糖の吸収や排泄を調節する薬剤のなかでは，小腸からの糖の消化・吸収を遅らせて食後の高血糖を抑える α-グルコシダーゼ阻害薬が，比較的安全に使用できると考えられています．本症では，食後の高血糖とそれに続く反応性低血糖が生じる場合もあり，これらが確認された例では，α-グルコシダーゼ阻害薬を用いることも考えられます．

　一方，SU 薬や一部のグリニド薬では低血糖のリスクが上昇すること，SGLT2 阻害薬ではカロリーが喪失することなどから，本症での使用は限定的です．これらの血糖降下薬によるコントロールが困難と判断されれば，インスリン注射の導入も必要になります．

✓ 担当医に筋強直性ジストロフィーであることを必ず伝えてください

　筋強直性ジストロフィーの患者さんであることを知らなければ，本症にあった治療は行えません．糖尿病の治療を担当する医師には，筋強直性ジストロフィーの患者さんであることを必ず伝えましょう．また，糖尿病の治療薬は不適切な使用をすれば生命にかかわる事態を招くこともあります．決められた処方をきちんと守ってください．下痢や嘔吐など，食事がきちんと摂れない状態のときは速やかに医療機関を受診しましょう．

Q29 脂質異常症に対してどのように 対応するのがよいでしょうか
FQ11-4

Essence これだけは知っておこう

1 筋強直性ジストロフィーにおける脂質異常症治療のエビデンスはありませんが，運動機能障害のため運動療法が困難な例が多く，食事療法や生活習慣の改善が望まれます.

2 高脂血症の薬物療法が，筋肉の損傷（横紋筋融解症*）を起こす可能性が知られています. 高脂血症の治療中に筋肉痛など異常を感じたときは，処方された先生に速やかに報告してください. 投薬開始後6か月間は血液検査のチェックなど，慎重な経過観察が必要です.

3 高齢者や腎機能障害例における使用には特に注意を払い，複数の種類の高脂血症治療薬（スタチン系とフィブラート系）を併用することは避けましょう.

用語解説

* 横紋筋融解症：筋肉が大量に壊れて筋肉の成分が血中に流出した状態です. 発熱や腎不全，循環不全を引き起こして命にかかわることもあります. 原因の一つとして薬剤によるものがあります.

解説 ● より詳しい理解のために

✓ 筋強直性ジストロフィーにおける脂質異常の特徴

筋強直性ジストロフィーにおける脂質異常に関しては，中性脂肪値の上昇が最も多く，善玉コレステロール（HDL）値の低下や，悪玉コレステロール（LDL，VLDL）値の上昇，血中レプチン値の上昇などが報告されています. また，内臓脂肪の増加や糖代謝障害との関連性も指摘されています.

非アルコール性脂肪性肝疾患（NAFLD）の合併はまれではなく，NAFLDを合併し

脂質異常症

高 LDL（悪玉）コレステロール血症：140 mg/dL 以上
低 HDL（善玉）コレステロール血症： 40 mg/dL 未満
高中性脂肪（トリグリセリド）血症：150 mg/dL 以上
（日本動脈硬化学会より）

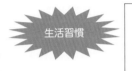
生活習慣

甘いものやくだもの・脂肪の食べ過ぎ
アルコールの飲み過ぎ
運動不足，肥満
ストレス
体質…筋強直性ジストロフィー

動脈硬化　心筋梗塞・狭心症，脳梗塞・脳出血，末梢動脈閉塞

脂肪肝　非アルコール性脂肪性肝疾患 ➡ 脂肪肝炎 ➡ 肝硬変・肝癌
（NAFLD）　　　　　　　（NASH）　…不可逆的…

図 1　脂質異常症に伴う合併症

た筋強直性ジストロフィー患者さんでは，インスリン抵抗性が増大しているとの報告もあります．非アルコール性脂肪肝炎（NASH）を合併した患者さんも報告されており，本症における全身合併症の一つとして，脂質異常にも十分な注意を払うべきです（図 1）．

✓ まずは食事や生活習慣の改善を

筋強直性ジストロフィーにおける，脂質異常症治療に関するエビデンスはありません．しかし，脂質異常は動脈硬化の明らかな危険因子であるため，積極的に治療すべきと考えられます．しかし，本症の患者さんは，運動機能障害のため運動療法が困難な方が多いのが現実です．一方，高蛋白低脂質の食事療法で脂質異常の改善を認めたとする報告や，過食・偏食の改善とリハビリテーションによる運動を薬物療法に組み合わせて治療した報告例があり，ご家族などの協力が得られれば，食事療法や生活習慣改善の指導も重要な介入法となりうるでしょう（表 1）．

✓ 薬物療法における注意点は何ですか

薬物療法に際しては，スタチン系やフィブラート系，ニコチン酸系とよばれる多く

表1　脂質異常症の治療

生活習慣の改善	動物性脂肪の摂り過ぎ・偏食・飲酒の改善 ➡食事療法 　　バランスのよい食事 　　エネルギー：炭水化物 50〜60%・脂質 20〜25%がめやす* 　　コレステロール・アルコールを控える 　　食物繊維・野菜を摂る 　運動療法 　　最大酸素消費量の 50%強度で 1 日 30 分以上週 3 回以上* 　　※筋強直性ジストロフィーでは困難な場合も多い 　　　リハビリテーションの適用も考慮
薬物療法	筋強直性ジストロフィーでは薬物療法に頼らざるをえない場合も少なくない 　スタチン系，フィブラート系，ニコチン酸系など 　筋強直性ジストロフィーでは筋脆弱性あり，特に高齢者や腎障害例では横紋筋融解症併発の可能性に注意 　➡定期的な採血や症状のチェックが重要

＊日本動脈硬化学会：動脈硬化性疾患予防ガイドライン 2017 年度版より

の高脂血症治療薬では，筋肉の障害（横紋筋融解症や筋痛，筋力低下など）を副作用として引き起こす可能性があることが知られています．このため，筋強直性ジストロフィーでは，高脂血症治療薬を注意して使用する必要があります．

　通常，スタチン系による筋症状は，筋痛が太ももなどの大きな筋に左右対称性に生じることが多く（5%），筋疾患を呈する頻度が 1%程度，横紋筋融解症に至る頻度は低いとされていますが（0.01%），高齢者や腎障害例の場合と同じように，本症では慎重な経過観察を行うべきです．スタチン系の筋症状は，85%の例が 6 か月以内に症状を呈するとされていることから，導入後 6 か月間は筋症状の有無や血液検査で血清 CK 値の変動をチェックするなど注意深く経過をみる必要があります．スタチン系とフィブラート系の併用により横紋筋融解症の発症が 3〜5 倍に増加するといわれています．さらには，近年，スタチン系の毒性によるものではなく自己免疫性によると考えられるスタチン誘発性壊死性自己免疫性ミオパチーも報告されています．本症の脂質異常症に対する薬物療法では，治療で期待できるメリットと危険性のバランスに配慮することが必要です（表1）．

　脂質異常症の薬物療法を受けるときは，筋強直性ジストロフィーの患者さんであることを必ず伝えましょう．また，薬物療法中に筋痛や筋力低下など筋症状が出現したときは，速やかに伝えましょう．

Column 4

糖と脂質と肝臓

　「メタボリック症候群」って聞いたことありますよね．内臓脂肪が増加するような肥満に高血圧・脂質異常・高血糖などの異常が重なり，動脈硬化が原因となって起こる病気を発症するリスクが高くなっている状態をいいます．

　動脈硬化では，血管が狭く硬くなり，血液の流れが悪くなることによって，血管が詰まりやすくなります．日本人の死因のトップ3を占める心臓病や脳卒中は，動脈硬化が原因となることが多いといわれています．実は，筋強直性ジストロフィーに動脈硬化が特別に多くみられるというエビデンスはまだ示されていないのですが，動脈硬化を予防することがすべての人に共通して重要であることはいうまでもないことです．メタボリック症候群を構成する要素である，高血圧症・糖尿病・脂質異常症（高脂血症）・（内臓脂肪型）肥満は，動脈硬化の危険因子であり，単独でも動脈硬化を進行させますが，複数が重なれば各々の程度が低くてもより悪化しやすくなります．

　また，肝臓は物質代謝の主要な臓器であり，糖代謝や脂質代謝に深くかかわっています．2型糖尿病では脂肪肝を合併する頻度が高いこと，肝機能異常が糖尿病の発症に関与すること，肝臓への余分な脂肪の蓄積がメタボリック症候群の発症と強く相関することなどが報告されています．お酒を飲まないのに肝臓に脂質が過剰に溜まる非アルコール性脂肪性肝疾患（NAFLD）を放置していると，肝細胞自体が壊れてしまう非アルコール性脂肪性肝炎（NASH）に至り，さらにその一部は肝硬変や肝がんに進行することが知られています．糖代謝と脂質代謝と肝機能は，相互に深く強く関連しているのです．逆に，きちんとした糖尿病や高脂血症の治療は肝障害の改善につながる可能性があるとも考えられます．

　糖と脂質と肝臓，大切です．しっかりと管理していきましょう．

Q30 腫瘍の合併は多いですか

BQ12-1

Essence これだけは知っておこう

1 一般人口と比べて，がん（悪性腫瘍）の発生率は約2倍，がんによる死亡は約2.5倍と，いずれも高いと報告されています．

2 定期的に，がん検診を受けましょう．

3 良性腫瘍では，子宮筋腫，卵巣嚢腫，皮膚石灰化上皮腫が多いと報告されています．

解説 ● より詳しい理解のために

✓ がん検診を受けましょう

一般人口と比べて筋強直性ジストロフィーでは，がん（悪性腫瘍）を合併する頻度は約2倍，がんによる死亡は約2.5倍と，いずれも多いことが海外で報告されています．日本での大規模な調査はまだ行われていません．

自治体が実施するがん検診を，できるだけ受けることをお勧めします．

✓ 良性腫瘍では子宮筋腫，卵巣嚢腫，皮膚石灰化上皮腫が多いです

良性腫瘍では，子宮筋腫，卵巣嚢腫，皮膚石灰化上皮腫の合併が多いことが報告されています．特に，子宮筋腫は筋強直性ジストロフィー女性患者さんの約60％にみられたと報告されています．

Q31 目の症状は，治療したらよくなりますか

FQ12-2

Essence これだけは知っておこう

1　筋強直性ジストロフィー患者さんには，白内障，まぶたが下がる（眼瞼下垂），目をつむれない（閉眼不全），斜視といった，目に関する症状が知られていますので，定期的に眼科の診察を受けることをお勧めします．

2　白内障の手術や，目の乾きに目薬をさすことは，治療の効果が期待できます．

3　まぶた（眼瞼下垂）や斜視の手術の効果は，程度と状況によりますので，担当医とよく相談してください．

解 説 ● より詳しい理解のために

✓ 筋強直性ジストロフィー患者さんには，さまざまな目の症状が起こります

　筋強直性ジストロフィー患者さんには，白内障，まぶたが下がり上げづらい（眼瞼下垂），目を十分につむれない（閉眼不全），斜視といった，さまざまな目の症状が知られています．自分では気づきにくい症状や，眼科で検査を受けないとわからない異常がありますので，定期的に眼科の診察を受けることをお勧めします．

✓ 治療するとよくなる症状があります

　白内障の手術は，目の見えをよくします．体調や状況により，手術に注意を要することがありますので，担当医と相談してください．

　目を十分につむれないと，目の表面が乾いて傷つくことがあります．そんなときは，目の表面を潤す目薬が役立ちます．

　まぶたが下がる患者さんでは，二重まぶた用メーキャップや，まぶたが下がらない

ようにする眼鏡（クラッチ眼鏡）を使うことでものが見えやすくなることがあります.

✓ 治療するかどうかよく考えるほうがいい症状もあります

　まぶたを上げる手術（眼瞼挙上術）は，よくなったという報告もありますが，目をつむれなくなって目の表面が傷ついたといった不具合も知られており，するかしないか慎重に考える必要があります.

　斜視も，手術でよくなることもあれば，かえってものがダブって見えるようになってしまうこともありますので，担当医とよく相談してください.

Q32 耳鼻咽喉科（耳，鼻，のど）には どのような症状がありますか

BQ12-3

Essence これだけは知っておこう

1　耳の聞こえが悪い（難聴）方が多いです．

2　先天性筋強直性ジストロフィー患者さんでは，中耳炎が多いです．

3　ほかに，ちくのう症（副鼻腔炎），のどの動きの悪さ，耳下腺腫瘍が知られています．

解説 ● より詳しい理解のために

✓ 耳の聞こえが悪い方が多いです

　筋強直性ジストロフィー患者さんでは，50〜80％に難聴があったと報告されています．ご自分では気づかれないことがありますので，患者さんご自身だけでなくご家族が気づかれたら，耳鼻咽喉科で診てもらいましょう．

✓ 先天性筋強直性ジストロフィー患者さんでは中耳炎が多いです

　先天性筋強直性ジストロフィー患者さんの23％で中耳炎を繰り返した，という報告があります．発達や学習の妨げになることがあり，後遺症が残ることもありますから，患者さんがお子さんの場合は周りのおとなが気づいたら耳鼻咽喉科を受診しましょう．

✓ その他

　ちくのう症（副鼻腔炎），のどの動きの悪さ，耳下腺腫瘍といった症状が知られています．治療を要することもありますので，必要に応じて担当医に相談しましょう．

Q33 女性の患者さんが妊娠中または産後に気をつけることは何ですか

BQ13-1

Essence これだけは知っておこう

1 妊娠・出産を管理してもらう医療機関には，筋強直性ジストロフィーの患者さんであることを必ず伝えてください．

2 妊娠中に，筋症状が悪くなることがあります．自然流産，羊水過多，早産，おなかの赤ちゃんの胎位異常や遷延分娩（分娩が始まってから，おなかの赤ちゃんが産まれるまでが遅くなる），弛緩出血（産後の出血が長引く）などさまざまな問題が生じやすいため，母体と赤ちゃんのための高度な医療ケアが提供できる（新生児集中治療室〈NICU〉のある）周産期センターなどでの管理をお勧めします．

3 出産をきっかけとして，筋力低下，易疲労，気分の落ち込みなどが悪化し，日常生活や育児が難しくなることがあります．産後の体調管理においても，脳神経内科や精神科，心理士や認定遺伝カウンセラー，保健師やソーシャルワーカーなど多職種，ご家族や友人の支援を積極的に受けましょう．

解説 ● より詳しい理解のために

✓ 妊娠や出産時にはどのようなトラブルが起こりますか

　筋強直性ジストロフィーの場合，妊娠中に，自然流産，羊水過多，早産，胎位異常（おなかの赤ちゃんの位置の異常）や前置胎盤（胎盤の位置の異常），遷延分娩（分娩までの時間がかかる），弛緩出血などの合併症が多いとされています．また，赤ちゃんが先天性筋強直性ジストロフィーである場合，おなかの中での赤ちゃんの動きが少なくなることや，羊水が飲み込めないために羊水が増えてしまう（羊水過多）ことが起こりえます．また，妊娠中には母親の筋力低下など，もともとの症状が悪化すること

が多いといわれています．安全に出産を行うためには，総合周産期母子医療センターのような，緊急手術に対応でき新生児科医師が常駐する設備の整った施設での妊娠や出産を行うことをお勧めします．

✓ 妊娠中や出産時に使用する薬で気をつけることはありますか

　切迫早産で使用される薬（子宮収縮抑制薬）には，横紋筋融解（筋肉が急激に壊れて，血液中に漏れ出ること）や呼吸に影響が出る場合があるなど，注意が必要です．帝王切開時も，全身麻酔を行うため注意が必要です．分娩後にも，子宮が産後に元の大きさに戻りにくい，産後の出血が長引くことがあります．このため，妊娠・出産管理を受ける医療機関には（緊急受診の場合であっても），筋強直性ジストロフィーの患者さんであることを必ず伝えてください．

✓ 出産後に気をつけることは何ですか

　産後は身体的精神的ストレスから気分が落ち込みやすく，もともとの筋症状の悪化も加わり，育児や家事が困難となることがあります．子育てで大変な時期なので，母親は専門医による定期的なフォローを継続することが大事です．

　保健師やソーシャルワーカー，認定遺伝カウンセラーなどの力を借りて，子育てしやすくなるよう，支援してもらうことも大切です．

✓ ピアサポートについて教えてもらえますか

　ピアサポートとは，同じ病気のほかの患者さんやご家族の支援を受けることです．同じ病気を経験している方から情報を得られるため，心理的支えや実用的な情報交換の場となり，大きな助けになります．患者会はピアサポートの一つで，筋強直性ジストロフィーに関係する全国的なものとして，一般社団法人日本筋ジストロフィー協会（https://www.jmda.or.jp）や特定非営利活動法人筋強直性ジストロフィー患者会（https://dm-family.net）があります．

Q34 先天性筋強直性ジストロフィーの特徴は何ですか

BQ13-2　BQ13-3　BQ13-4

Essence これだけは知っておこう

1　筋強直性ジストロフィー 1 型のみに認められ，2 型には認められません．

2　出生時に重度の筋緊張の低下（グニャグニャした感じ），筋力低下があり，半数の赤ちゃんは自力では呼吸ができません．出生後の呼吸不全で新生児期に死亡する例や，低酸素による脳障害を生じる例が少なくないので，新生児の高度な医療ケアに対応できる施設で出産しましょう．新生児期に，長期間人工呼吸管理を必要とした例では，知的・運動発達，予後が不良と報告されています．

3　先天性筋強直性ジストロフィーの多くのお子さんは，出生時に適切な管理が受けられれば，新生児期に重篤であっても成長とともに発達し，自力で歩いたり，食事したりできるようになります．知的障害は重度なことが多いです．思春期以後に再び筋力低下が進行するようになります．

4　CTG の繰り返し回数が著しく増加（1,000 回以上）していることが多くみられます．CTG の繰り返し回数が多いほど重症になる傾向はありますが，絶対的ではありません．

5　筋強直現象は乳児期にはみられず，幼児期以後に出現します．白内障，糖尿病，心合併症なども小児期に問題になることは多くありません．頻度は少ないですが，不整脈による突然死はいつでも生じうるため，定期的に検査を受けることが必要です．

6　内反足（足のくるぶしからつま先にかけての部分が内側に反り返る）を多く認めます．重度の場合は，内反足のために起立や歩行ができなくなるため，装具や手術を考慮します．

解説 ● より詳しい理解のために

✓ 先天性筋強直性ジストロフィーはどのような病態ですか

　出生時から生後 4 週内の新生児期に発症する患者さんを先天型とよびます．

　顔の特徴としては，小さい眼，軽度の眼瞼下垂，逆 V 字形の上唇（テント状口唇），薄い頬，扇形で窪んだ側頭筋などを認めます（図 1）．妊娠の後半の頭頸部が発育する段階で，側頭筋や翼状筋が弱いため，頭部は細長く，狭く高い口蓋を認めます．

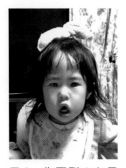

図1　先天型のお子さんの顔貌
患者さんご家族の了承を得て掲載．

　生まれたときから，全身の筋緊張低下と筋力低下が強く，自力で呼吸ができない（呼吸不全），おっぱいがうまく吸えない（哺乳障害），関節の変形や内反足などの症状がみられる，筋強直性ジストロフィーのうち最も重症なタイプです．半数の患者さんは人工呼吸器を必要とします．

　筋肉を顕微鏡で観察すると（病理所見），筋肉の未熟性が強く，成人型のような筋肉が壊れる所見は少ないことが特徴です．DNA のメチル化という，遺伝子の発現や制御にかかわる仕組みに異常があることが原因といわれています．

　先天型より遅れて，1〜10 歳で発症する患者さんは小児型とよびます．おもに知的障害や発達障害，顔面筋力低下や不器用さが問題となります．

✓ 乳幼児期にはどのように経過しますか

　出生直後か新生児期がいちばん重症です．赤ちゃんが重症な様子を見て，子育てに自信をもてなくなる方もいるかもしれません．しかし，全体的な症状は，新生児期を乗り切ると改善傾向となることがほとんどです．哺乳障害は生後数か月頃には改善傾向となり，離乳食時期には，自力で摂れるようになることが多いとされています．遅いながらも運動発達も認められます．歩き始めは一般的に 2 歳以後といわれていますが，低酸素による脳障害を合併した場合は，さらに遅くなります．歩き始めた後も，膝が反り返り，内反足のため，全体的には歩行は不安定で，走ることができる例は多くはありません．内反足は起立や歩行の障害となることから，まずは矯正ギプスを行

い，十分な効果が得られない場合は，矯正手術が有効といわれています．

✓ 小児期以後はどのように経過しますか

　歩けるようになった後は，ほとんどの例で軽度な筋力低下のみで経過します．しかし，多くは30〜40歳代に，成人発症例のように筋力低下の進行を認めるようになります．なかには15〜20歳という若年でも，急激に筋力低下が進行して，歩けなくなる場合もあります．

　乳児期には筋強直現象は認めませんが，早い例では4歳過ぎ，多くは学童期になってから認められるようになり，10歳までにはほとんどの症例で認められるようになります．成人型と比べると，知的障害は重度なことが多いですが，成人型に典型的な筋強直現象や，白内障，糖尿病，心合併症が乳幼児期に発症することは少ないです．

✓ 先天性の頻度はどのくらいですか

　海外のデータでは，出生10万人あたり2〜5人，全患者さんの7〜8％と予測されていますが，未診断例も多いことから，もっと高い可能性はあります．95％が母親からの遺伝ですが，このような偏りが生じる理由はいまだにわかっていません．まれですが，父親からの遺伝例も報告されています．

✓ 先天性が1型だけにみられるのは何故ですか

　先天型，小児型どちらも1型のみにみられ，2型での報告例はありません．

　1型ではCTGの繰り返し配列が長いほうが，重症になり，発症年齢が早まる傾向（表現促進現象）があります（総論1 Q1参照）．特に，女性の患者さんからお子さんに伝わる際にはCTG繰り返し回数数が非常に長く伸びることが多く，これが1型で先天性の患者さんがみられる原因と考えられます．

　先天型では，CTG繰り返し回数は1,000回以上と著しく増加しており，時には2,000〜3,000回となります．ほとんどの場合，親よりも繰り返し回数が大きくなります．CTG繰り返し回数が大きいほど，重症度が高い傾向はあるものの，1,500回以上でも人工呼吸器を必要としない場合もあり，CTG繰り返し回数が1,000回未満でも重症型の先天性となる例もあるなど，CTG繰り返し回数と重症度の関連は絶対的なものではありません．このため，出生前診断で繰り返し回数が少なかったとしても，適切な対応ができるよう十分な準備をして，出産に臨むことが必要です．

✔ 先天性のお子さんの管理で気をつけることは何ですか

　先天型のお子さんでは，出生直後の呼吸不全が最も問題です．新生児期の死亡率は16〜40％と推定されており，多くは呼吸不全が原因です．呼吸不全は，呼吸の筋力低下に加え，胸郭や肺の低形成，慢性肺疾患，気胸の合併が原因とされています．新生児死亡の危機を乗り越えた後にも，呼吸器感染や乳幼児突然死症候群に注意が必要です．

　新生児期に，人工呼吸器をどのくらいの期間必要としたかが，予後に影響すると報告されています．人工呼吸器が 30 日以内に必要でなくなったお子さんは，死亡率が低く，精神運動発達もよかったのに対し，30 日以上必要なお子さんでは，1 年内の死亡率が 25％と高く，運動発達や，言語の獲得も悪かったとされています．人工呼吸器が長期間必要なお子さんは，出生時の呼吸不全がより重症で，低酸素による脳障害も影響していたと考えられています．

　先天性のお子さんは，出生時（新生児期）に適切な医療処置を受けることが重要です．筋強直性ジストロフィーの女性の患者さんが出産する場合は，赤ちゃんの適切な管理が可能な新生児集中治療室（NICU）のある周産期センターなどで出産を行うことが望ましいです．

✔ 先天性の患者さんで，気をつけるべき合併症は何ですか

　頻度は少ないですが，不整脈による突然死はいつでも生じうるため，定期的に検査を受けることが必要です．不整脈は学童期になるまで少ないといわれていますが，新生児期早期からの徐脈性不整脈もあることから，突然死の危険性は常に考えるべきです．先天性では治療を要する不整脈は少ない一方で，81％に何らかの心電図異常が報告されていますので，毎年の 12 誘導心電図および定期的なホルター心電図による評価を受けるとよいでしょう．

Q35 先天性筋強直性ジストロフィーの子育てで気をつける点は何ですか
BQ13-5

Essence これだけは知っておこう

1 知的障害，発達障害や行動異常および情緒障害が問題になることが多いといわれています．

2 神経心理検査結果などを参考にして，個々に適した教育環境の調整，サポートを行うとよいでしょう．

3 遠視，乱視などの調節障害，視力低下などでよく見えない，中耳炎合併によりよく聞こえていないために，学習が障害されていることがあります．幼児期には，眼科,耳鼻咽喉科医による評価を受けるとよいでしょう．

解説 ● より詳しい理解のために

✓ 先天性のお子さんでは，精神発達にどのような問題がありますか

先天型の患者さんでは，筋肉の症状よりも，むしろ知的障害や行動異常などが問題となり，報告では90％の保護者が作業療法や言語療法などの必要性を実感しています．自閉スペクトラム症，注意欠陥多動性障害（ADHD）の合併も多く報告されています．小児期発症例では，先天型と異なり，知的障害は半減する一方で，ADHDの割合が上昇するといわれています．

✓ 先天性のお子さんの知的障害は，どのような点が問題ですか

報告では，知能指数（IQ）は60以下が多いですが，適切な教育により日常生活は自立していくと報告されています．動作性検査では総じて「積み木」が苦手といわれており，視空間認知障害や集中力の問題の影響に加えて，手先の不器用さも関係していると考えられています．一方で，繰り返しや単純な記憶には大きな問題がみられな

かったといわれていますので，神経心理検査結果を参考にして，個々の患者さんに適した教育環境の調整，サポートを行うとよいでしょう．言葉の獲得は遅く，単語は2歳以後，文章の獲得は4歳半以後と報告されています．

✔ 先天性のお子さんでは自閉スペクトラム症の合併が多いのですか

　先天性のお子さんでは，重症例では半数以上，軽症例でも40％近くが自閉スペクトラム症と診断されています．すなわち，重症例やCTGの繰り返し配列が大きいほど，合併が多いと報告されています．また，ADHD，行為障害（素行障害）も多く認められます．気分変調や問題行動が思春期に悪化することもあります．教育機関と早期に連絡をとり，積極的に療育指導を行うことが重要ですが，ADHDでは，メチルフェニデートやアトモキセチンなどによる薬物療法が学校生活を円滑に行う助けとなることがあります．

✔ 先天性のお子さんでは，視力や聴力の問題が多いのですか

　視力障害は先天性では，主要な合併症ではありませんが，本人が問題に気づかない，もしくは言葉の問題で訴えることができないこともあるため，幼児期に小児眼科医による評価を受けるとよいでしょう．重症例では，乱視，遠視の合併が多く，眼鏡で視力を最大限引き上げても視力が低いといわれています．また，先天性では，聴神経自体に問題はありませんが，幼児期に中耳炎，時に滲出性中耳炎（鼓膜の奥に液体が溜まる）を繰り返しやすいので，聞こえの悪さの原因となっていることがあります．滲出性中耳炎は自覚症状が少ないので，耳鼻咽喉科医による定期的な診察をしてもらうことをお勧めします．特に，言葉の発達が不良な例や，発音が不明瞭な例などでは受診が望ましいです．滲出性中耳炎を繰り返す，治りにくい場合は，鼓膜チューブ留置術といって，鼓膜の奥の液体を溜まらなくする治療が有効です．

Column 5

先天性筋強直性ジストロフィーのお子さんの親御さんたちへ

　先天性のお子さんのなかには，出生後に自力で呼吸ができない，ミルクが飲めないなど多くの問題を抱えて生まれてくる方もいます．多くの医療機器に囲まれたお

子さんを見て，ご家族はさぞ心配したことと思います．ですが，先天性のお子さんは出生時が最も悪く，出産前後の合併症が重症でない限りは，その後改善していきます．改善の度合いは，私たち医療者も目をみはるほどで，自力でミルクが飲めるようになったかと思うと，頸のすわり，おすわりを獲得し，多くの場合は2歳過ぎに歩行が可能となります．「ジストロフィー」という言葉を聞くと，「どんどん悪くなるのではないか」と不安になると思いますが，症状がいちばん厳しい赤ちゃんの時期を乗り越えると，お子さんは発達し，さまざまな機能を獲得していくことができるのです．

　先天性のお子さんで，問題になるのは筋肉のトラブルではなく，知能の遅れと行動の異常です．苦手な部分は，個人個人それぞれ異なりますが，耳から入ってくる情報や過去の経験を生かした理解は得意である一方，目から入ってくる情報や新しい情報に適応することが苦手という傾向があるようです．先天性のお子さんの教育では，本人の得意，不得意を理解し，得意な部分はより伸びるように，不得意な部分はサポートして自信を失わせないようにすることが大事なのです．決して，できないことを責め続けないようにしてください．むしろ，できることを褒めて，「成功体験」をたくさん積むのが大事です．

　また，先天性のお子さんは，表情が乏しいことや，場にそぐわない発言をしてしまうことで誤解されがちです．「変わった子」として友人関係がうまくいかないと，人との関係性に無意欲になってしまうことがあります．その発言のどこがいけなかったのか，本当はどんな言葉がよかったのかなど，集団生活でのスキルを教えてあげるとよいでしょう．そのためには，幼稚園や学校の先生の協力が不可欠です．お子さんの特性を理解してもらい，教育に協力してもらうとともに，ソーシャルスキルを教えてもらえるようにお願いしましょう．たとえば，たくさんの情報が一気に入ってくるとついていけない場合は，一つ一つ分けて説明してあげることや，時間制限を設けないなどの工夫でお子さんは目標をやりとげることができます．また，本人が場にそぐわないことを言ってしまった場合は，「お友だちはこう言ってほしかったのでは？」と教えてあげることで，どのようなことが求められているのかをお子さんは理解することができます．

　大事なことは，ご家族，学校の先生方，私たち医療者が協力して，お子さんの苦手な部分を補い，お子さんが自信を失わずに，やりたいことを見つけて，まい進できるようにサポートしていくことです．

Q36 麻酔や鎮静を受けるときに気をつけることは何ですか

BQ14-1　FQ14-2　FQ14-3

Essence これだけは知っておこう

1　麻酔*1 や鎮静*2 を受けるときは，筋強直性ジストロフィーの患者さんであることを必ず伝えてください．

2　全身麻酔や鎮静を行う前に全身筋力評価，上気道系，呼吸器系，心伝導系，精神神経的評価を十分に行いましょう．

3　麻酔や鎮静においては，呼吸器系の問題が多くみられます．担当医と相談し，術前の呼吸リハビリテーションを考慮しましょう．

4　嚥下や呼吸機能の障害が強い方，胸（肺や心臓など）や上腹部の手術では特に注意が必要です．

5　脊髄くも膜下麻酔や硬膜外麻酔は，一定の注意を払えば施行可能です．

用語解説

*1 麻酔：手術などの際に，痛みの感覚を麻痺させて痛みをなくす処置のこと．全身麻酔では患者さんを眠らせて，呼吸を含む全身の管理を麻酔科医が行います．区域麻酔・局所麻酔では患者さんは眠らずに処置をする部分だけの痛みを取ります．区域麻酔の方法として，脊髄くも膜下麻酔や硬膜外麻酔があります．

*2 鎮静：検査や処置の際に苦痛を和らげる，気分を落ち着かせる（眠らせる場合もある）などの目的で行う処置のこと．

解説 ● より詳しい理解のために

✓ 筋強直性ジストロフィー患者さんであることを必ず伝えましょう

　筋強直性ジストロフィーでは，良性・悪性腫瘍や胆石，帝王切開などで手術が行われることがあります．本症の患者さんにおける麻酔や鎮静では，さまざまな配慮が必要です．手術を受けるときは，筋強直性ジストロフィーの患者さんであることを，担当医に必ず伝えてください．緊急時のために，アラートカードを常に携帯することも

大切です（**総論 3 Q7** 参照）.

✓ 呼吸の問題が特に重要です

　全身麻酔や鎮静に関連した問題としては，呼吸器系のもの（人工呼吸器が外せない，肺炎など）が，多くみられます．嚥下機能や呼吸機能が低下した患者さん，胸や上腹部を開く手術は，呼吸への影響が強く出やすくなります．麻酔からうまく覚めても，その後に肺炎などを生じて呼吸状態が悪化することもあります．手術後しばらくは注意深い観察が大切です．

✓ 術前の全身評価と準備が大切です

　筋強直性ジストロフィーでは，多臓器に合併症があるため，関連する診療科（内科医，小児科医，脳神経内科医）との情報交換や情報共有をお願いしましょう．

　予定された手術の場合には，全身麻酔や鎮静を行う前に，全身の筋力評価に加えて，特に上気道系，呼吸器系，心伝導系や精神神経系に関する評価を十分にしてもらいましょう．

　上気道系では，嚥下機能や，口腔の衛生状態が重要です（**各論 4 Q18**，**各論 4 Q22** 参照）.

　開口障害，顎関節脱臼，むし歯や歯周病，動揺歯（ぐらついた歯），高口蓋（**各論 4 Q21** 参照）は，麻酔時の気道確保（気管挿管）を困難とするため，その対応策を考えてもらうようにしましょう．

　本症では，食道に食物が長時間停滞する，胃の内容物が排出されるのに時間がかかる，胃の内容物が食道に逆流することがあり，誤嚥性肺炎のリスクが高くなります．このような場合には，麻酔の導入方法の工夫（迅速導入）が考慮されます．

　低酸素血症，肺活量が少なく咳の力も弱いことが多い（**各論 2 Q13** 参照）ことから，呼吸状態と呼吸機能の評価は必須です．呼吸機能検査では，努力性肺活量（forced vital capacity：FVC）と咳の力が重要です．また，日中および睡眠中の呼吸（動脈血ガス分析，睡眠時呼吸検査など）も評価してもらいましょう．呼吸機能の低下がみられれば，術前に呼吸リハビリテーションを受けることも一定の効果が期待できます．咳の力が著しく弱い場合は，用手咳嗽介助（胸を押してもらって痰を出す方法）や咳嗽補助装置（器械で咳を補助するもの）の練習もしておくとよいでしょう（**各論 2 Q15** 参照）.　低酸素血症や睡眠時無呼吸がある場合は，術前に非侵襲的人工呼吸の訓練を

しておくことを勧めます．

　心電図異常は心臓イベント発生率と相関性があることから，術前には心電図検査やホルター心電図検査を受けましょう（**各論 3 Q16** 参照）．心臓伝導障害や不整脈を指摘されたことがあれば，必ず伝えてください．

　日中の眠気，朝の頭痛や目覚めの悪さ，目や耳の障害，認知機能障害，なども重要な情報です．気になることがあれば積極的に伝えるようにしましょう．

✔ 脊髄くも膜下麻酔や硬膜外麻酔について

　脊髄くも膜下麻酔や硬膜外麻酔は，全身麻酔と比べると上気道や呼吸筋に与える影響が少ないため，手術の種類によってはこれらの麻酔が選択されることが多くなります．

　脊髄くも膜下麻酔や硬膜外麻酔は，背中から針を刺して麻酔をかけます．このとき，身体を丸めた姿勢を保つなど患者さんの協力が必要で，協力が困難な場合などは全身麻酔に変更されることがあります．

　脊髄くも膜下麻酔や硬膜外麻酔でも，脈が遅くなる・血圧が下がる，呼吸が弱くなる，腸の動きが亢進する，などが生じることがあります．麻酔方法の選択は，手術前の検査や診察を踏まえて，担当医や麻酔科医と相談してください．

Q37 帝王切開術に対する注意点は何でしょうか

FQ14-4

Essence これだけは知っておこう

1　筋強直性ジストロフィーの患者さんでは，自然分娩が困難な方が多いので，全身の筋力や合併症の評価を受け，分娩方法について相談しておきましょう.

2　母体および新生児のどちらにも対応できる施設で行うべきです.

解説 ● より詳しい理解のために

✓ 分娩方法についてあらかじめ相談しておきましょう

　筋強直性ジストロフィーの患者さんは，分娩の力が弱いなどのために自然分娩が困難な方が多いです. 妊娠中に全身の筋力や合併症の評価を受け，よく相談したうえで帝王切開とするかどうか決めるようにしましょう. 軽症の女性では，妊娠中に赤ちゃんの異常により本症と判明する例が39％と多く，十分な検査や情報を得られないまま出産を迎える場合もありますが，トラブルを避けるためにも計画的な予定帝王切開が望ましいです.

　しかし，本症では早産，前置胎盤，常位胎盤早期剝離などで緊急帝王切開となる場合も少なくありません. 本症の妊娠では，前置胎盤，癒着胎盤，弛緩出血が高率に認められ，出血に対する輸血処置が必要な場合があります. また，赤ちゃんが先天性筋強直性ジストロフィーの場合，低酸素状態に陥って出産直後から高度な医療管理が必要なことが多いです. このため，母体および新生児の管理ができる施設で帝王切開術を受けることが大切です.

「筋強直性ジストロフィー診療ガイドライン 2020」の作成に携わった先生方

作 成
　日本神経学会

協力学会
　日本顎口腔機能学会，日本産科婦人科学会，日本神経治療学会，日本糖尿病学会，日本不整脈心電学会，日本麻酔科学会

編 集
　「筋強直性ジストロフィー診療ガイドライン」作成委員会

委員長
　松村　　剛　国立病院機構大阪刀根山医療センター脳神経内科

副委員長
　久留　　聡　国立病院機構鈴鹿病院脳神経内科
　髙橋　正紀　大阪大学大学院医学系研究科保健学専攻生体病態情報科学

委 員
　秋澤　叔香　東京女子医科大学産婦人科（日本産科婦人科学会）
　石垣　景子　東京女子医科大学小児科
　岩橋　博見　市立豊中病院内分泌代謝内科（日本糖尿病学会）
　小林　道雄　国立病院機構あきた病院脳神経内科
　諏訪園秀吾　国立病院機構沖縄病院脳神経内科
　瀬川　和彦　国立精神・神経医療研究センター病院循環器科（日本不整脈心電学会）
　髙田　博仁　国立病院機構青森病院脳神経内科
　髙橋　俊明　国立病院機構仙台西多賀病院脳神経内科
　花山　耕三　川崎医科大学リハビリテーション医学
　日野　博文　聖マリアンナ医科大学病院麻酔科（日本麻酔科学会）
　皆木　祥伴　大阪大学大学院歯学研究科顎口腔機能再建学講座有床義歯補綴学・高齢者歯科学分野（日本顎口腔機能学会）
　山本　敏之　国立精神・神経医療研究センター病院脳神経内科

知っておきたい筋強直性ジストロフィー
—患者さん，ご家族，支援者のための手引き—

ISBN978-4-7878-2506-3

2021 年 3 月 31 日　初版第 1 刷発行

監　　修	日本神経学会／厚生労働科学研究費補助金（難治性疾患政策研究事業）筋ジストロフィーの標準的医療普及のための調査研究班
編　　集	「筋強直性ジストロフィー診療ガイドライン」作成委員会
発　行　者	藤実彰一
発　行　所	株式会社　診断と治療社
	〒100-0014　東京都千代田区永田町 2-14-2　山王グランドビル 4 階
	TEL：03-3580-2750（編集）　03-3580-2770（営業）
	FAX：03-3580-2776
	E-mail：hen@shindan.co.jp（編集）
	eigyobu@shindan.co.jp（営業）
	URL：http://www.shindan.co.jp/
イラスト・装丁	松永えりか
印刷・製本	日本ハイコム株式会社